JN037428

睡眠に いいこと 超大全

寝つきが悪い・起きられない・日中も眠い……
あらゆる悩みが１時間でスッキリ解消できる！

トキオ・ナレッジ

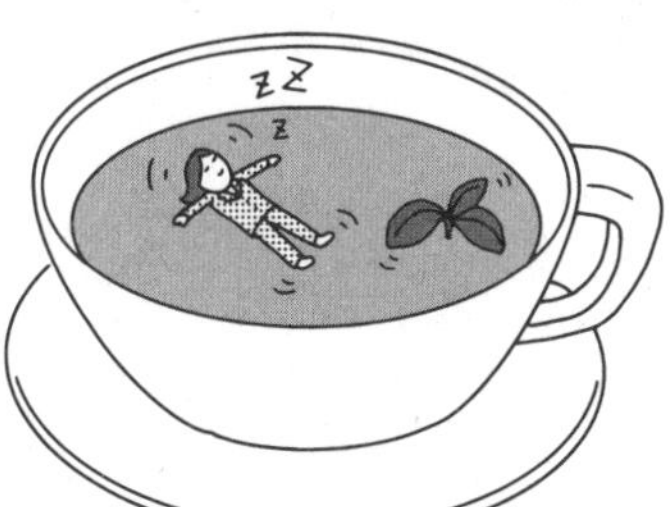

宝島社

はじめに

新型コロナウイルスの感染拡大の影響により、
今までの日常生活が一変した。
リモートワークや遠隔授業でおうち時間が増え、
生活リズムの乱れや運動不足の影響や、
コロナ禍の変化によるストレスで
「睡眠が十分取れない」という悩みが急増している。
眠りについても「眠りが浅い」「途中で起きてしまう」など今までより
〝睡眠の質〟が低下したと答えた人が5人に1人という結果に。
また、コロナ禍以前より睡眠の質が悪いという回答を合わせると
約6割以上の人が睡眠について悩んでいることがわかった
（ともに「ウーマンウェルネス研究会」2020年11月の調査）。

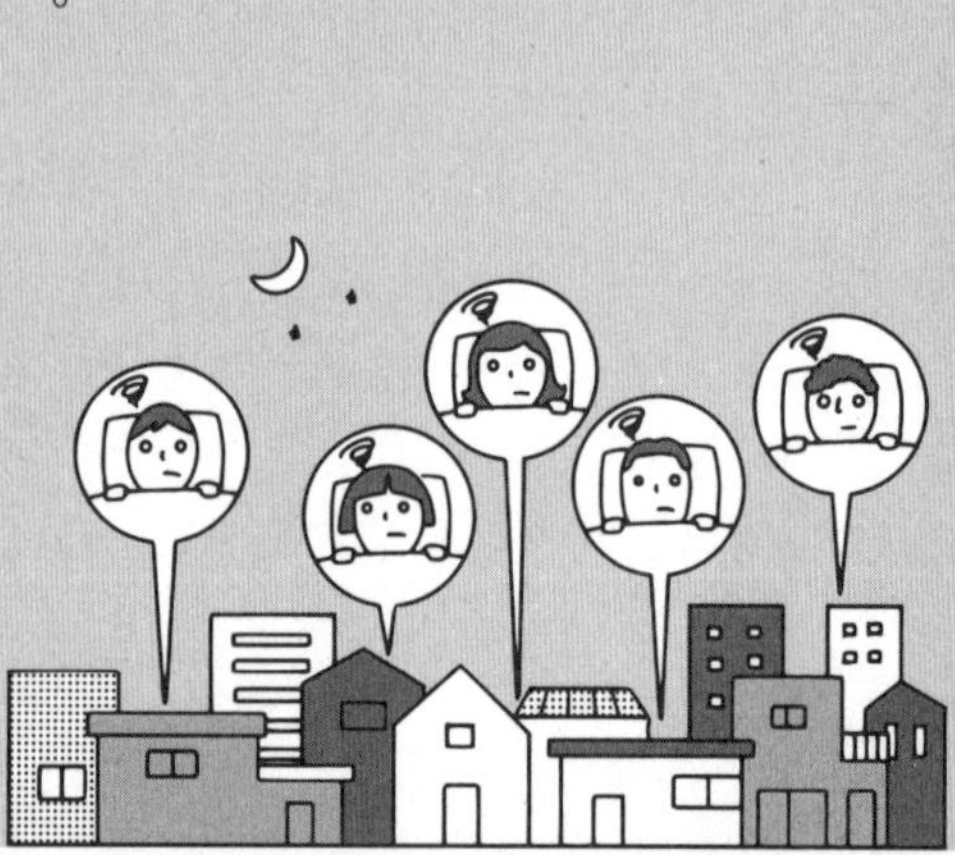

寝不足は集中力が落ちたり、頭がボーッとして
事故や病気の原因となるだけでなく、
睡眠は日常生活を送るのはもちろん、
生命維持にも不可欠なものである。
そこで、衣食住のありとあらゆる観点から
「睡眠にいいこと」をピックアップして
快眠の方法や不眠を打破するアイデアをご紹介！
人生の3分の1を占めるともいわれている睡眠時間。
この時間が快適なものへと変わると、
仕事・健康・思考などのパフォーマンスがあがり
人生が激変することだろう。

2021年5月吉日　トキオ・ナレッジ

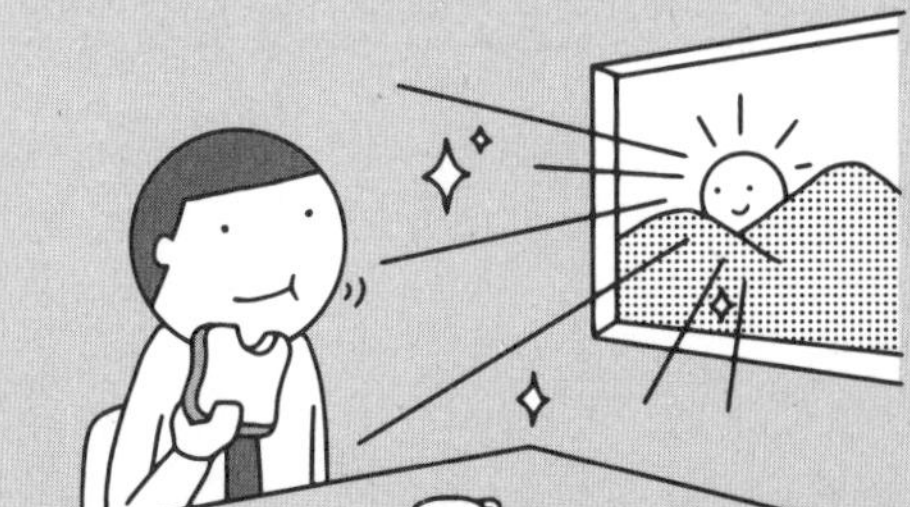

睡眠にいいこと超大全

contents

第1章 体の中から変えていく！「睡眠リズム」を整える食事術

第2章 継続は力なり！「深い眠り」に導く運動術

第4章

不眠が吹っ飛ぶ！ 眠気を誘う「睡眠の秘訣」

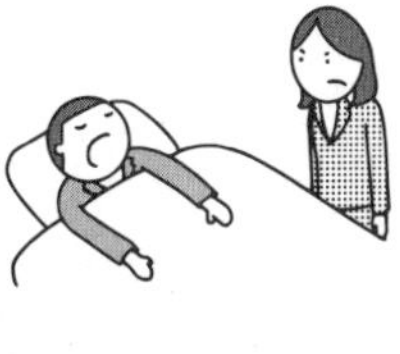

第5章 病気、事故、殺人事件も!?
本当に怖い！「睡眠障害」

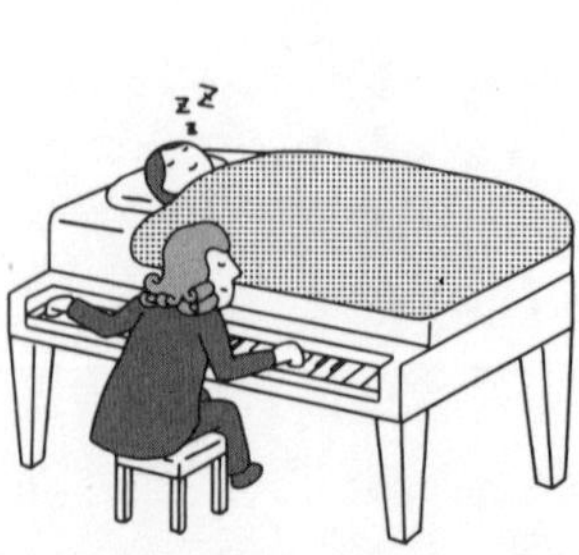

プロローグ

眠らないと死んでしまう!?

なぜ「睡眠」が必要なのか？

疲れやすい、イライラする、ダイエットできない、集中力が続かない……、こんな悩みを抱えていませんか？実はこれらの症状は「睡眠不足」の可能性も。睡眠不足は生活習慣病の発症リスクを高めるなど、体の負担を強いるものなのだ。

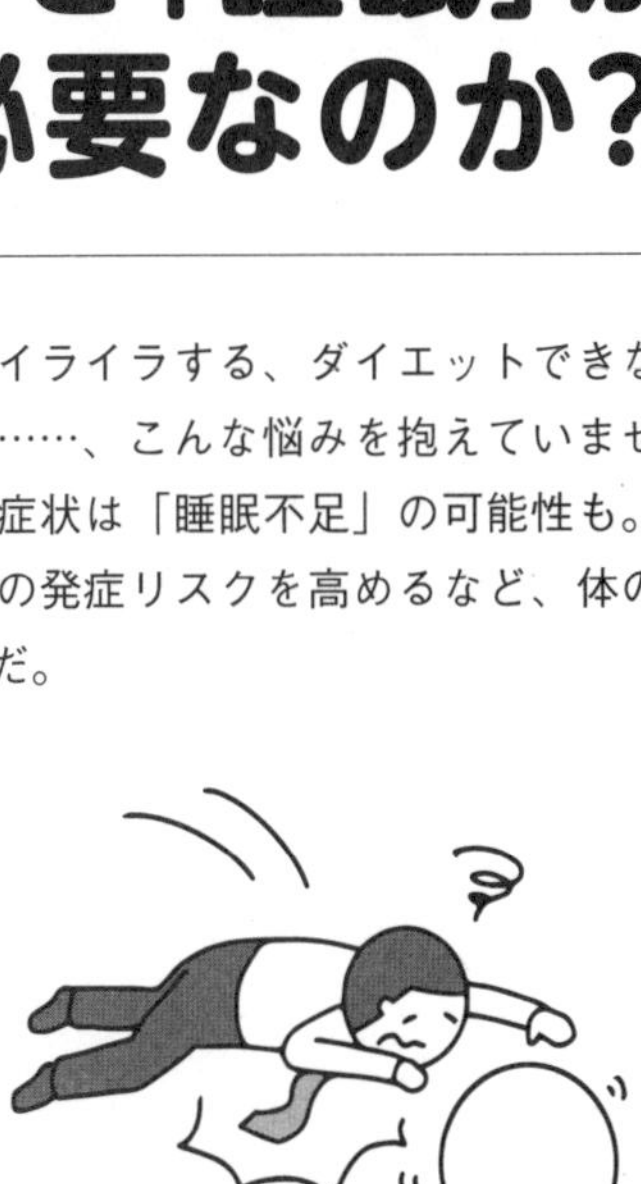

寝不足を甘く見てはいけない危険な「睡眠負債」を招くことになる！

KEYWORD▽睡眠負債、マイクロスリープ

睡眠不足は脳と体にダメージを与え命の危険にさらされることに！

　前の晩に夜更かししてしまい、眠気が取れない。よくあることだけに、単なる寝不足として見すごされがちだが、睡眠不足が続くと、「睡眠負債」と呼ばれる危険な状態に陥ることになる。睡眠負債は脳と体にダメージを与え、あらゆる病気のリスクを高める恐ろしいもの。しかも、睡眠負債を深刻化させている人ほど思考が麻痺《まひ》してしまい、それに気づかないという厄介な事態も招く。「自分はどこでも眠れる、寝つきがいいから大丈夫」と豪語する人こそ、実は要注意。どこでも、いつでもすぐに眠れてしまうのは、半ば気絶状態で眠りに落ちているということ。つまり、それだけ体が眠りを欲している証なのだ。

　睡眠負債は「マイクロスリープ」と呼ばれる、ほんの数秒の短い眠りを引き起こす。パソコンを打ち間違えるなど、ちょっとしたミ

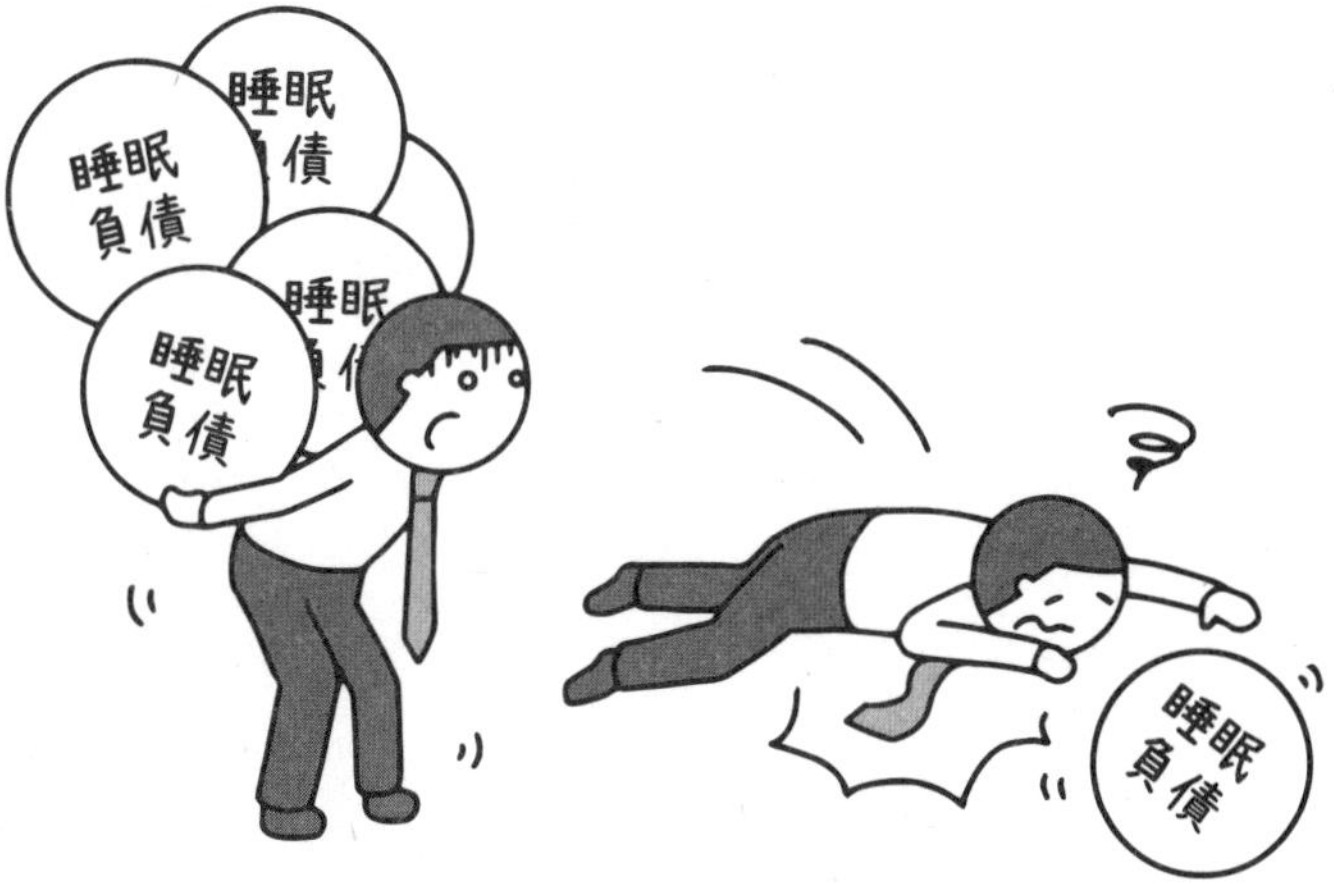

スですんでいる分には問題ないが、もし運転中なら一大事だ。時速60㎞で運転中に、4秒間のマイクロスリープに入れば、クルマは70m近く進んでしまう。睡眠負債を抱えている人は、常にこうした危険と隣り合わせだという自覚を持つべきだ。まずは自分の睡眠時間を見直すことからはじめよう。

睡眠
知っ得MEMO

景気回復のカギは「よく働く」ではなく「よく眠る」こと

先進国の中でも日本人は睡眠負債をため込みがちで、OECD「Gender Data Portal 2019」の調べによれば、加盟国でワースト1位という不名誉な結果を記録した。ビジネスパーソンの睡眠不足が日本経済停滞の一因といえるかもしれない。

睡眠不足の人ほど気づかない 飲酒運転と同程度の危険をはらんでいる

KEYWORD ▽ 睡眠不足は飲酒運転と同じ状態

慢性的な睡眠不足はやる気をそぎパフォーマンスの低下を加速させる

睡眠不足が続けばミスが起こるのは当然のことだが、問題なのは、それに慣れてしまうこと。数カ月から数年にわたり慢性的に睡眠不足の人は、なんとなく頭がぼんやりして、やる気も出ないという状態がいつもの自分だと思っている人が実は多い。パフォーマンスが低下しているのは睡眠負債のせいだという自覚がないため改善することもできず、どんどん負債をため込んでしまうのだ。

さらに憂慮すべき研究結果もある。健康な大人の被験者を2つのグループに分け、片方には法律で定められた0・8%の血中アルコール濃度になるまで飲酒してもらい、もう片方には朝7時から深夜2時まで起きていてもらう。その後、両方のグループの被験者が集中力を測るテストを受けたところ、19時間連続して起きていたグループの人たちは、法律上の

睡眠時間が１時間失われるたびに事故の確率は増す

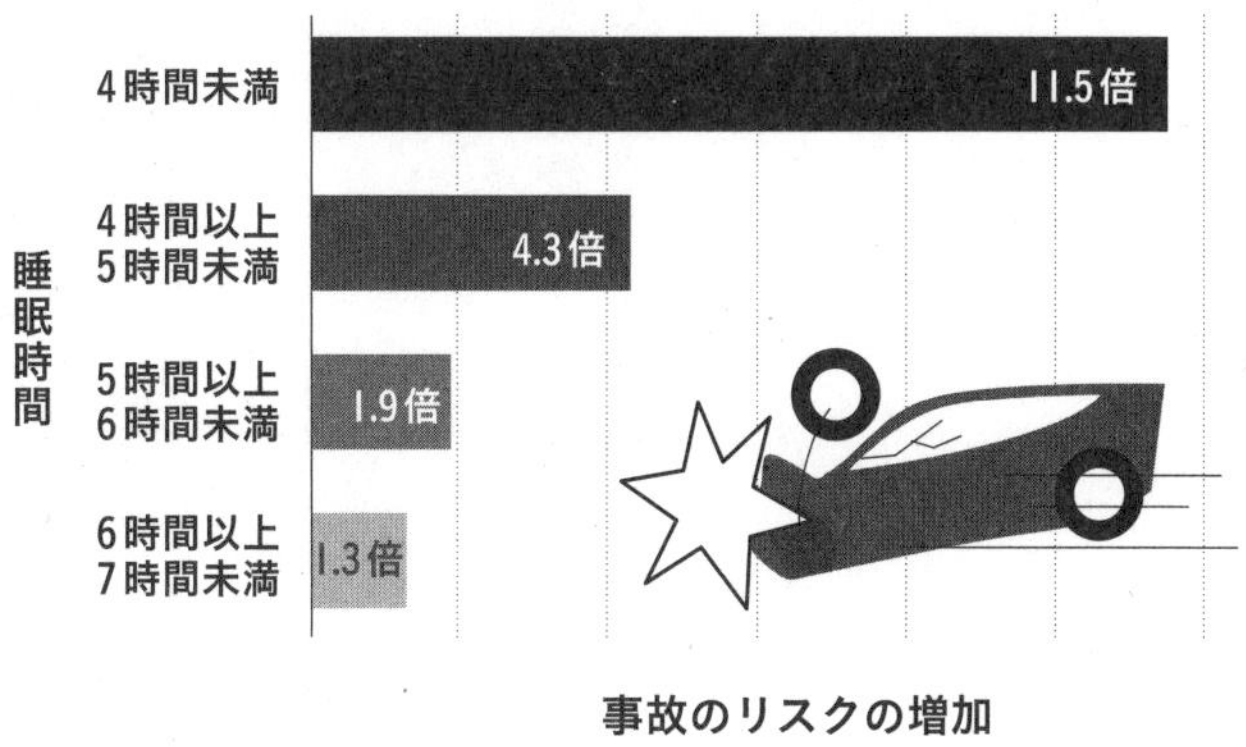

酔っぱらいに分類される人たちと同じくらいパフォーマンスが低下していたという結果が出た。つまり、19時間連続して起きていた人が車を運転すれば、たとえアルコールを1滴も口にしていなくても飲酒運転と同じ状態になるということだ。睡眠が1時間減れば、それだけ事故の確率が高くなることをお忘れなく。

睡眠
知っ得MEMO

休日の睡眠時間が2時間以上多ければ睡眠不足症候群かも

日中の慢性的な眠気や倦怠感《けんたい》は睡眠不足が原因の「睡眠不足症候群」を招くことがある。休日の睡眠時間が平日より2時間以上長ければ、睡眠不足症候群を疑うべき。症状に気づかず睡眠時間を削って仕事をしないようにしよう。

睡眠不足はほろ酔い状態と同じことミスが増え、怒りっぽくなってしまう

KEYWORD ▽ 前頭葉、感情のコントロール

睡眠負債をためていくと徹夜と同じ状態になってしまう

徹夜が翌日の作業効率を低下させるのは明らかだが、実は毎日少しずつ睡眠負債をためていくほうがダメージは大きい。たとえば、1日8時間の睡眠が必要な人が6時間しか眠れない日が続けば、毎日2時間の睡眠負債がたまっていくことになる。それを12日間継続すれば、24時間眠らずにいることと同じ状態になるという実験結果もある。脳の働きは弱度の酩酊状態と同程度まで低下し、ほろ酔い状態で仕事をしているようなものだという。アメリカ、ペンシルバニア大学で行われた実験では「6時間睡眠を10日間続けた人は、1日徹夜した人と同じレベルまでパフォーマンスが下がる」との結果もある。

睡眠が不足すると、大脳の中で集中や判断などの働きを司る前頭葉に大きな影響が出る。注意力が散漫になったり、適切な判断ができ

年齢別の理想的な睡眠時間

年齢	推奨する睡眠時間	許容最短睡眠時間	許容最長睡眠時間
0〜3カ月	14〜17時間	11〜13時間	18〜19時間
4〜11カ月	12〜15時間	10〜11時間	16〜18時間
1-2歳	11〜14時間	9〜10時間	15〜16時間
3-5歳	10〜13時間	8〜9時間	14時間
6-13歳	9〜11時間	7〜8時間	12時間
14-17歳	8〜10時間	7時間	11時間
18-25歳	7〜9時間	6時間	10〜11時間
26-64歳	7〜9時間	6時間	10時間
65歳以上	7〜8時間	5〜6時間	9時間

なくなったりするのだ。また、前頭葉には感情をコントロールする働きもあるため、睡眠不足が続くと、イライラしたり、怒りっぽくなったりすることもある。たとえ、週末に長時間寝て気分がスッキリしても、それは眠気が解消されただけのことで、認知機能は回復していないということもわかっている。

睡眠
知っ得MEMO

睡眠時間が短いと風邪ウイルスへの感染率が高まる

アメリカ、カリフォルニア大学は睡眠時間が6時間以下の人は、7時間以上の人に比べ風邪ウイルスの感染率が4倍以上も高くなるという研究結果を報告した。睡眠不足だと風邪をひきやすいことが科学的に証明されている。風邪予防は睡眠から。

睡眠不足はストレスホルモンであるコルチゾールを分泌させ、寿命を縮める

KEYWORD▽血圧上昇、コルチゾール

心血管系にダメージを与える寝不足による交感神経の過活動

睡眠不足は、がんや心疾患、脳血管疾患など、日本人の死因の上位を占める病気にも大きく関係する。いつもより睡眠時間が1～2時間減るだけで、時間を追うごとに心臓の収縮率が大きくなり、最高血圧（心臓の収縮期の血圧）が大幅に上昇。心血管系にダメージを与えてしまうという。そのメカニズムに大きく関係しているのが交感神経だ。

交感神経には体を活性化し興奮させる役割がある。たとえば、仕事中は緊張を強いられるため交感神経が優位に働くが、仕事を終え自宅に戻れば体はリラックスモードに入り、副交感神経が優位になる。ところが、睡眠不足が続くと体は常に興奮状態となり、交感神経系の過活動を引き起こす。心拍数は増え、血管に送り出される血液の量も増えるため血圧は上昇してしまうというわけだ。

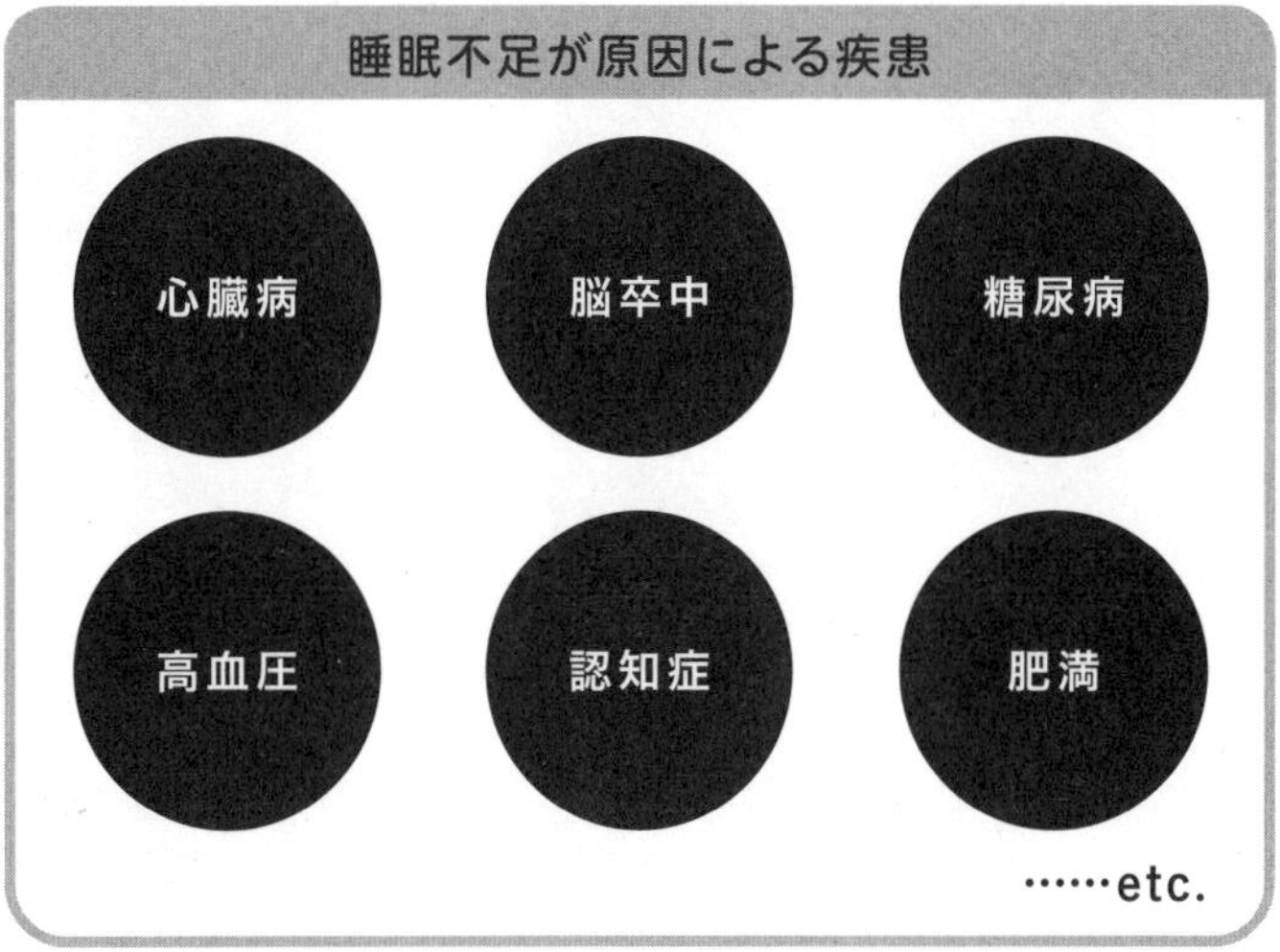

さらに厄介なのが、交感神経系の過活動が引き金となり、副腎皮質から分泌される「コルチゾール」というホルモンが増加すること。コルチゾールはストレスを感じると脳からの刺激を受けて分泌が増えることからストレスホルモンとも呼ばれ、血管の収縮をもたらし、結果的に血圧の上昇を引き起こす。

こうしたリスクは中年期に差しかかるとさらに大きくなる。45歳以上で睡眠時間が6時間未満の人は7〜8時間寝ている人に比べ、心臓発作や脳卒中を起こすリスクが200％上昇するという恐ろしいデータもあるほどだ。さらに、アメリカ、サンディエゴ大学の調査では、「短時間睡眠の女性は肥満度を表すＢＭＩ値（体格指数）が高い」という結果が出た。つまり、睡眠不足は肥満も招いてしまうということになるのだ。

動物実験での「死」により証明された睡眠不足が与える致命的なダメージ

KEYWORD▽代謝機能と免疫機能の低下

代謝機能の低下が体温を奪い免疫システムも破壊する

1983年、アメリカ、シカゴ大学で実験用のラットを何週間も眠らせないという衝撃的な動物実験が行われた。その結果、眠らないラットは眠っているラットよりたくさんの量の食事を摂るが、日ごとに体重が減っていき、眠らない時間が長くなるほど体温が下がっていった。眠らないことで代謝機能が低下し、体重が減少するとともに、体温が奪われてしまったのだという。さらに、眠らないラットたちには見た目にも大きな変化が表れた。体中の毛からツヤが失われ、足や尻尾にも目立った傷が見られるようになった。睡眠不足により免疫機能が低下し、細菌の感染を防げなくなったことが原因だ。

最終的に、眠らないラットたちは平均すると15日後に死亡。同様に、眠っていても食事を摂らないラットもやはり死亡した。つまり、

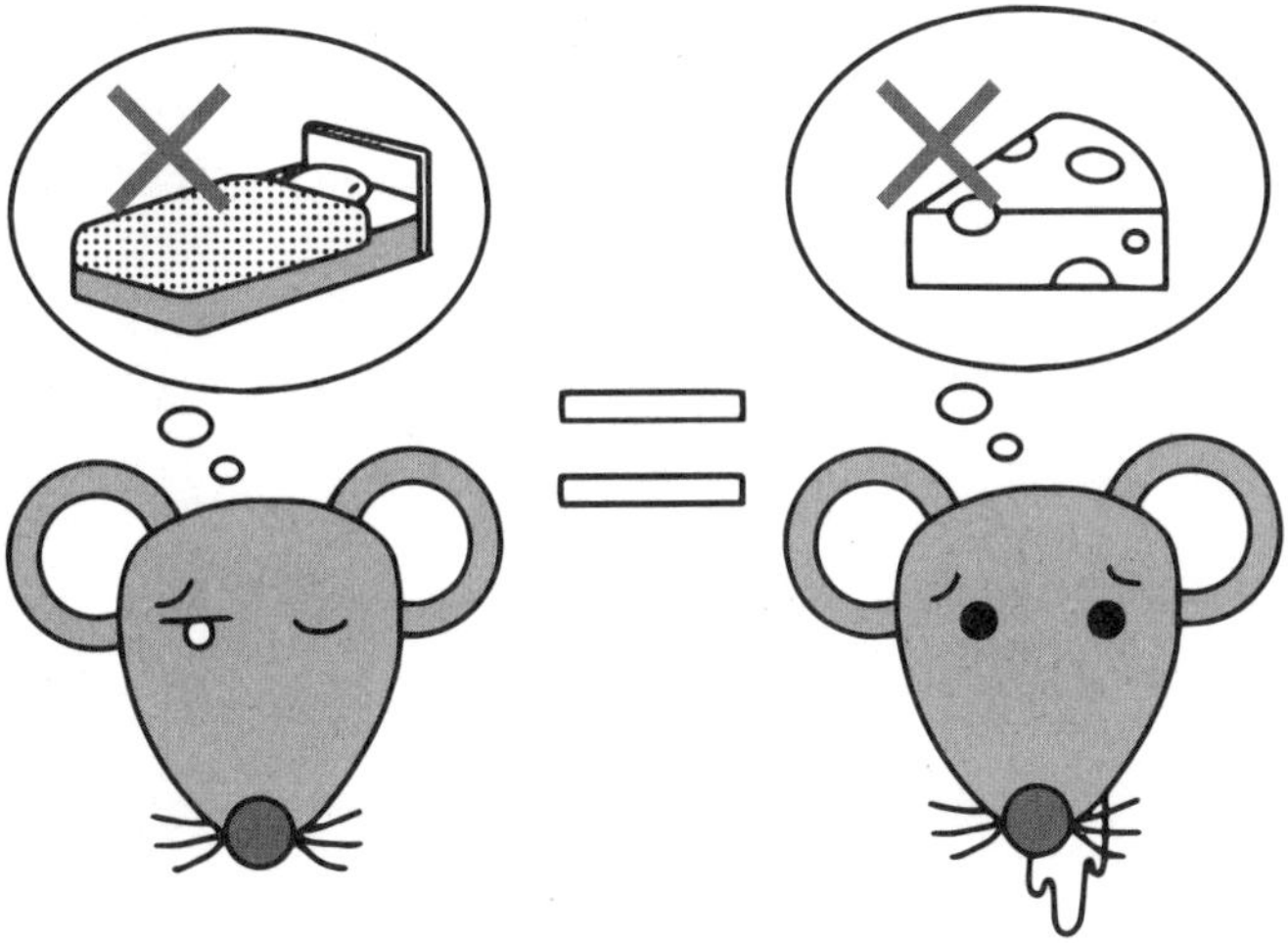

眠らないことは、まったく食事を摂らないことと同じくらい致命的なダメージを受けたということが証明されたのだった。

その後の研究で、ラットの直接の死因は敗血症だったことが判明。バクテリアによる感染が全身をめぐり、体中の組織や臓器が破壊され死に至ったとされている。バクテリアはラット自身の腸内に存在したもので、十分な睡眠を取り、免疫システムが機能していれば、難なく撃退できたものだったのだ。

睡眠不足が死を招くのは人間も同じこと。多忙なビジネスパーソンが過労と睡眠不足が原因で命を落とすというニュースを耳にすることがある。睡眠不足と死の因果関係を科学的に証明することは難しいとされてきたが、ラットの実験で明らかなように、睡眠不足は死につながる恐ろしいものなのだ。

カッとなったり、イライラしたり、睡眠不足は感情の暴走を引き起こす

KEYWORD▽扁桃《へんとう》体、前頭前皮質、線条体

感情のコントロールが効かず衝動的な行動に出ることも

名だたる企業の睡眠コンサルタントを務めるマシュー・ウォーカー氏が徹夜した人の脳を特殊なＭＲＩ装置で画像分析した結果、怒りや恐怖を司る部位、「扁桃体」の反応が60％も増幅したことを発見した。被験者が検査中に見せられたネガティブな写真（燃える家、襲いかかるヘビなど）に対する反応と捉えられ、ひと晩ぐっすり寝た被験者は同じ写真を見ても変化は表れなかった。

さらに睡眠を十分に取っている人の場合、論理性や意思決定を司る前頭前皮質と扁桃体が強く結びつき、感情をコントロールできることが判明。しかし、睡眠不足でいると、このつながりがなくなり、怒りを抑制することができなくなるのだ。徹夜にかぎらず、5時間という少ない睡眠時間で5日間すごした場合でも同様の変化が表れるという日本の研究

睡眠不足は「感情の暴走」を引き起こす

突然、はしゃいだり
大笑いしたり……

イライラの感情が
収まらない一方……

ネガティブの感情とポジティブの感情が行ったり来たりする

チームの報告もある。イライラする一方で、突然はしゃぎ出すことがあるのも、睡眠不足の人に見られる現象だ。これは脳の中の「線条体」と呼ばれる衝動や快楽を司る部位が関係している。線条体も前頭前皮質とのつながりが失われると活動が活発になる。睡眠不足のときに感情の起伏が激しくなるのはそのためだ。

睡眠
知っ得MEMO

感情の振れ幅が大きすぎると、抑うつの危険もある

睡眠不足の脳はネガティブとポジティブ、両方の感情の間を激しく行き来することになる。ネガティブな感情が強すぎると激しい無力感に襲われ、自分を追い込んでしまうこともある。極端な感情の表れは危険なサインなのだ。

十分な睡眠が取れない生活を続けると男女とも生殖機能が低下してしまう

KEYWORD▽テストステロン、卵胞刺激ホルモン

睡眠時間が精子の量と卵胞刺激ホルモンの量を左右する

日本では少子化が依然として深刻な問題になっているが、睡眠不足もその原因のひとつのようだ。アメリカ、シカゴ大学の研究チームが、20代半ばの健康な男性に5時間睡眠を1週間続けてもらったあと、血中ホルモンを分析したところ、テストステロンが大幅に減少していたという。テストステロンは、異性をひきつけるフェロモンを発生させ、ドーパミンという興奮作用のある神経伝達物質を増やす働きがある。また、骨盤神経に作用して勃起を起こすなど、男性がセックスを行うためにテストステロンは欠かせない物質なのだ。

さらに、睡眠時間が少なすぎる男性は、十分な睡眠を取っている男性に比べ、精子が29%少ないという衝撃的なデータもある。

睡眠不足は生殖機能を大きく低下させてしまうのだが、それは男性にかぎったことでは

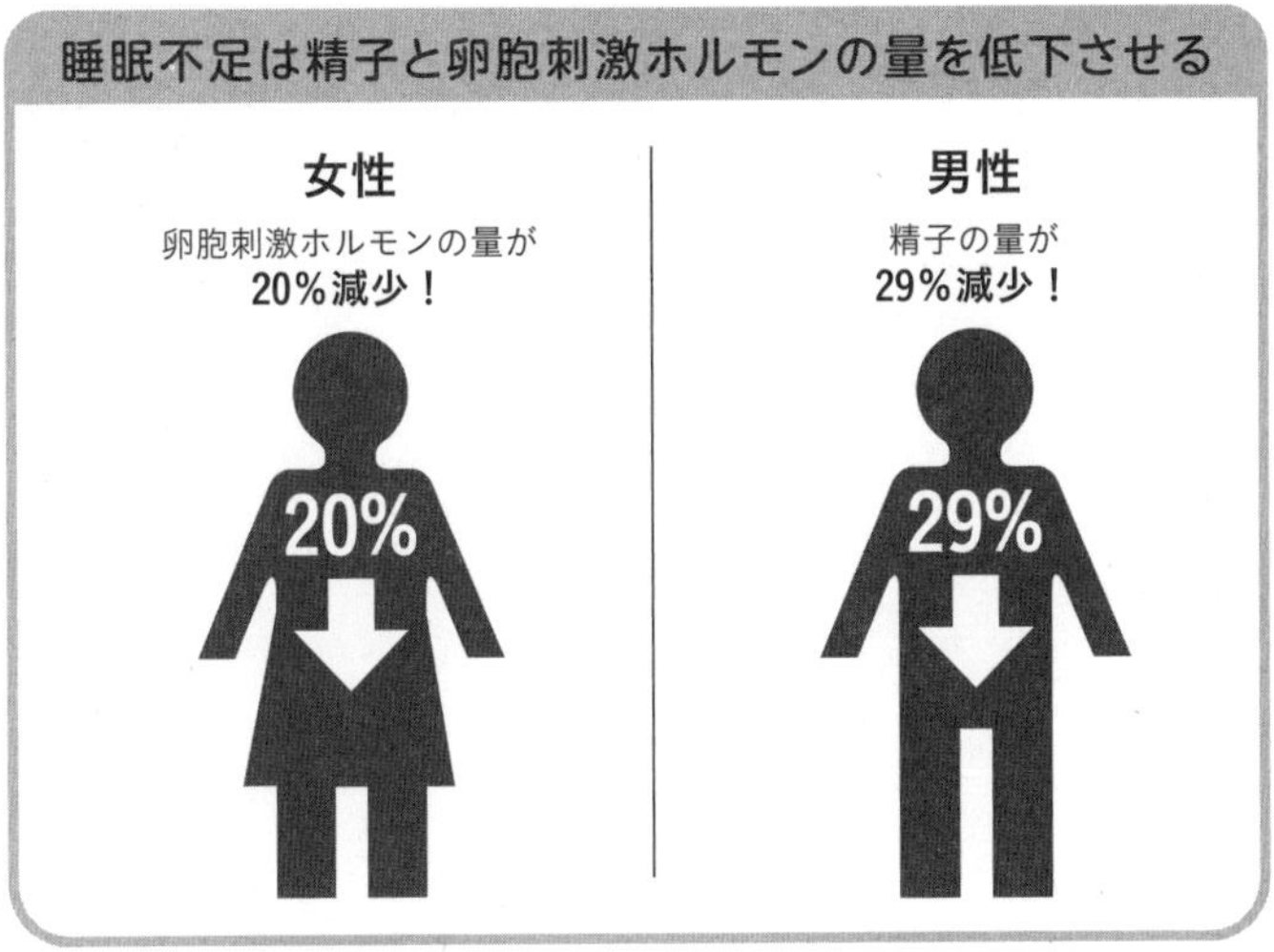
睡眠不足は精子と卵胞刺激ホルモンの量を低下させる
女性
卵胞刺激ホルモンの量が
20％減少！
20%
男性
精子の量が
29％減少！
29%

ない。女性の場合も睡眠時間が6時間以下の生活を続けていると、排卵に欠かせない卵胞刺激ホルモンの量が20％減少。さらに、時間が不規則で、深夜まで働くことの多い女性は睡眠リズムが乱れることから、生理不順の確率も高くなってしまう。睡眠不足と生殖機能には深いつながりがあることを覚えておこう。

睡眠
知っ得MEMO

睡眠中に分泌される成長ホルモンが美肌を作り出す

生殖機能の促進に加え、最近では「美容睡眠」という概念も注目を集めている。カギを握るのが睡眠中に分泌される成長ホルモンだ。成長ホルモンには肌の細胞分裂や再生を促進させる働きがある。ぐっすり眠れば、それだけ美肌に近づける！

睡眠不足は人間の生命の基本である遺伝子までむしばんでしまう

KEYWORD ▽ DNA、染色体、テロメア

DNAが正常に働くためには規則正しい睡眠が不可欠である

人間の体には60兆個にも及ぶ細胞が存在し、その中心には「核」と呼ばれる膜で包まれたかたまりがある。さらに核には遺伝情報の伝達や保有を司るDNAという分子があり、染色体を構成している。細胞内に無数に存在するDNAは、毎日決まったスケジュールで十分な睡眠を取ることを前提に活動しているため、睡眠不足の状態では遺伝情報を正しく伝えられなくなってしまう。それを科学的に証明したのが、イギリス、サリー睡眠研究センター所長のデレク＝ヤン・ダイク博士だ。ダイク博士の研究チームが健康な若い男女を対象に6時間睡眠を1週間続けてもらい、DNAを調べた結果、711個のDNAで異常が見られたという。

その後の研究により、睡眠不足はDNAの構造にも攻撃を加えることが判明。DNA

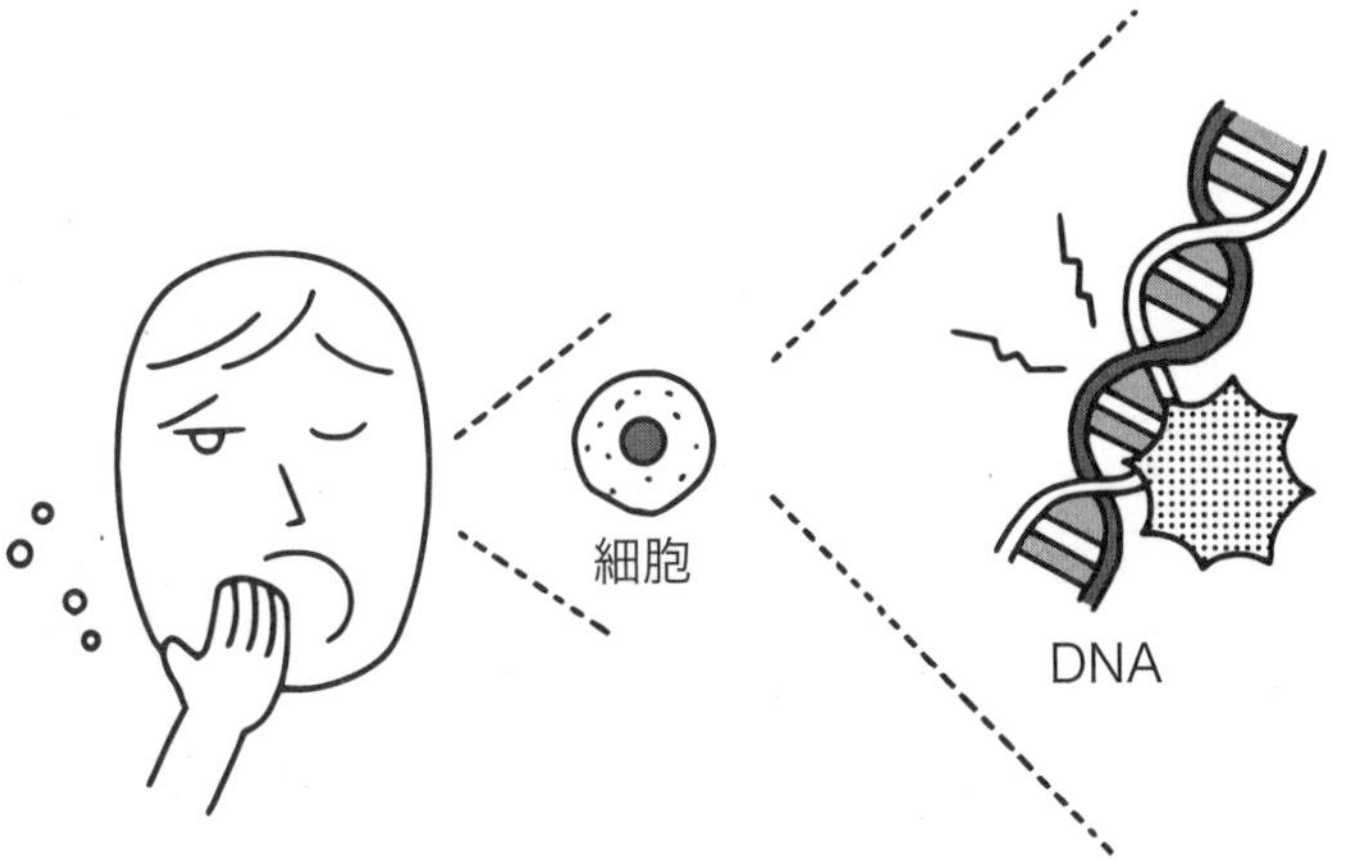

は二重らせん構造を取り、細胞の核の周囲をただよいながら染色体を構成している。染色体の末端には「テロメア」と呼ばれるキャップのような役割を果たす物質があり、ＤＮＡを守っているが、睡眠不足や質の悪い睡眠を続けているとテロメアの損傷が進み、らせん状のＤＮＡが正しく機能しなくなる。

睡眠 知っ得MEMO

テロメアの損傷は実年齢より見た目を老けさせる

睡眠不足とテロメアの減少に関する因果関係はまだ明らかにされていないが、損傷の結果、老化と同じ状態になることはわかってきた。年齢が同じでも5時間睡眠の人は7時間睡眠の人に比べ、実年齢より老けて見えることもある。

睡眠不足は生産性を著しく低下させなんと15兆円もの損失を生み出す

KEYWORD▽睡眠不足の連鎖反応

睡眠不足のリーダーがいると部下のやる気も低下してしまう

睡眠不足による集中力や判断力の低下は社会全体の生産性を著しく後退させ、その結果もたらされる経済損失は3兆5000億円に及ぶという衝撃のデータもある。これは2007年に日本で行われた試算だが、アメリカでも同様の調査が行われた。2016年、アメリカの独立系シンクタンク、ランド研究所は、平均睡眠時間が7時間未満の人は8時間を超える人と比較した場合、国に甚大な被害を与えるという調査結果を発表した。ランド研究所の試算によると、日本における睡眠不足がもたらす経済損失は1380億ドル。日本円に換算すれば約15兆円にもなる。

アメリカ、ワシントン大学フォスター・スクール・オブ・ビジネスのバーンズ博士は研究の結果、睡眠不足の従業員は自分のミスを他人のせいにしたり、手柄を横取りしたりす

睡眠不足による世界の経済損失

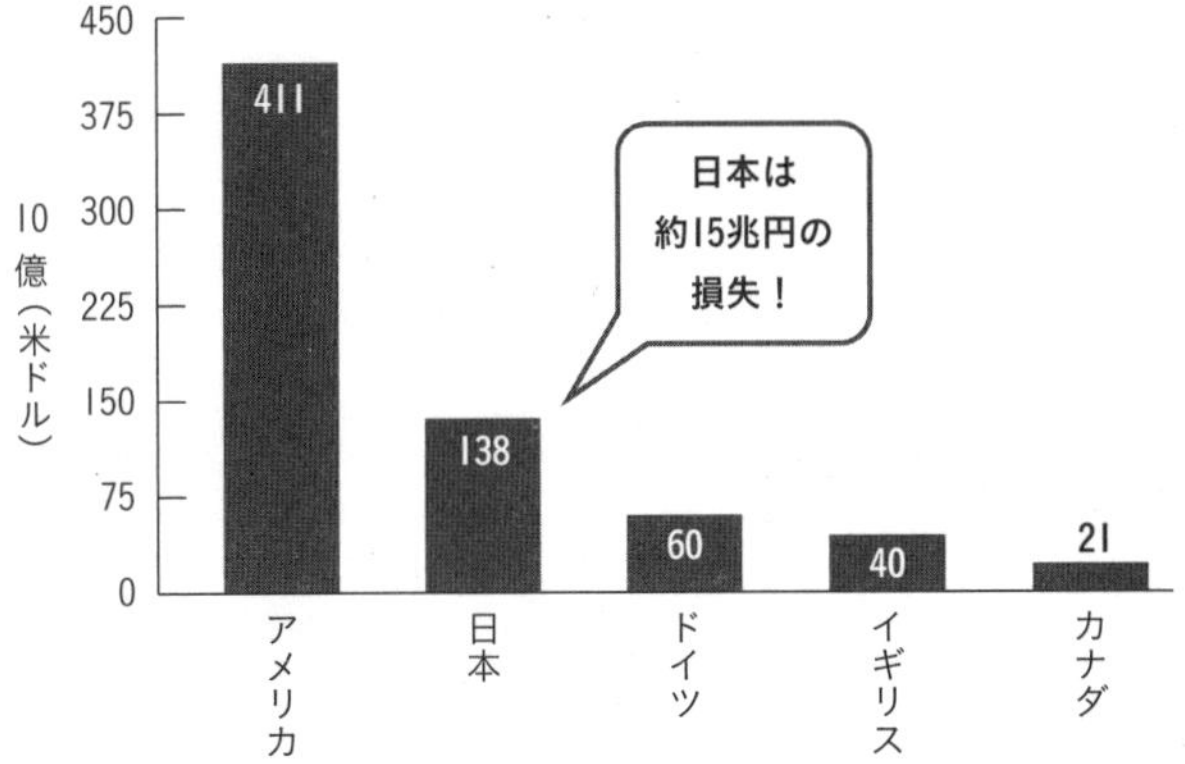

る傾向が強くなることを発見した。つまり、睡眠不足は個人の生産性を低下させるばかりでなく、チームワークにも支障をきたすのだ。

また、リーダーが睡眠不足だと、睡眠を十分に取った部下のやる気も下がるという研究結果もある。睡眠不足は負の連鎖を起こし、周囲のモチベーションも低下させてしまう。

睡眠
知っ得MEMO

睡眠時間が増えれば収入が増えることが証明された！

エコノミスト、マシュー・ギブソンとジェフリー・シュレーダーが全米の労働者と賃金の関係性を調査したところ、睡眠時間が多いほど、収入も増えることを発見。昇給したければ、余分に働くのではなく寝ればいいというわけだ。

朝目覚めて、夜眠くなるのはなぜ？睡眠のメカニズムを知ろう

KEYWORD ▽ 睡眠欲求と覚醒力、単相性睡眠

睡眠欲求と覚醒力のバランスが24時間周期の睡眠サイクルを作る

私たち人間は、ほぼ同じ時刻に眠くなり、同じ時刻に目が覚める。では、なぜ夜になると眠くなるのか。そこには疲労による「睡眠欲求」が大きく関係している。起きている間、活動を続けていると脳に疲労（熱）がたまっていき、睡眠にはその熱を冷やす作用がある。起きている時間が長くなるにつれ、睡眠欲求は強くなる。午後に眠くなるのはそのためだが、そこで寝てしまわないように働くのが体内時計から発信される「覚醒力」だ。この「覚醒力」は起床後から徐々に強くなり、寝る1～2時間前に急速に低下する。「睡眠欲求」と「覚醒力」のバランスで、私たちは常に一定のサイクルで眠くなるのだ。

このように24時間周期のリズムの中で夜に寝て、朝に目覚めるということを定期的に繰り返す睡眠スタイルを「単相性睡眠」と呼び、

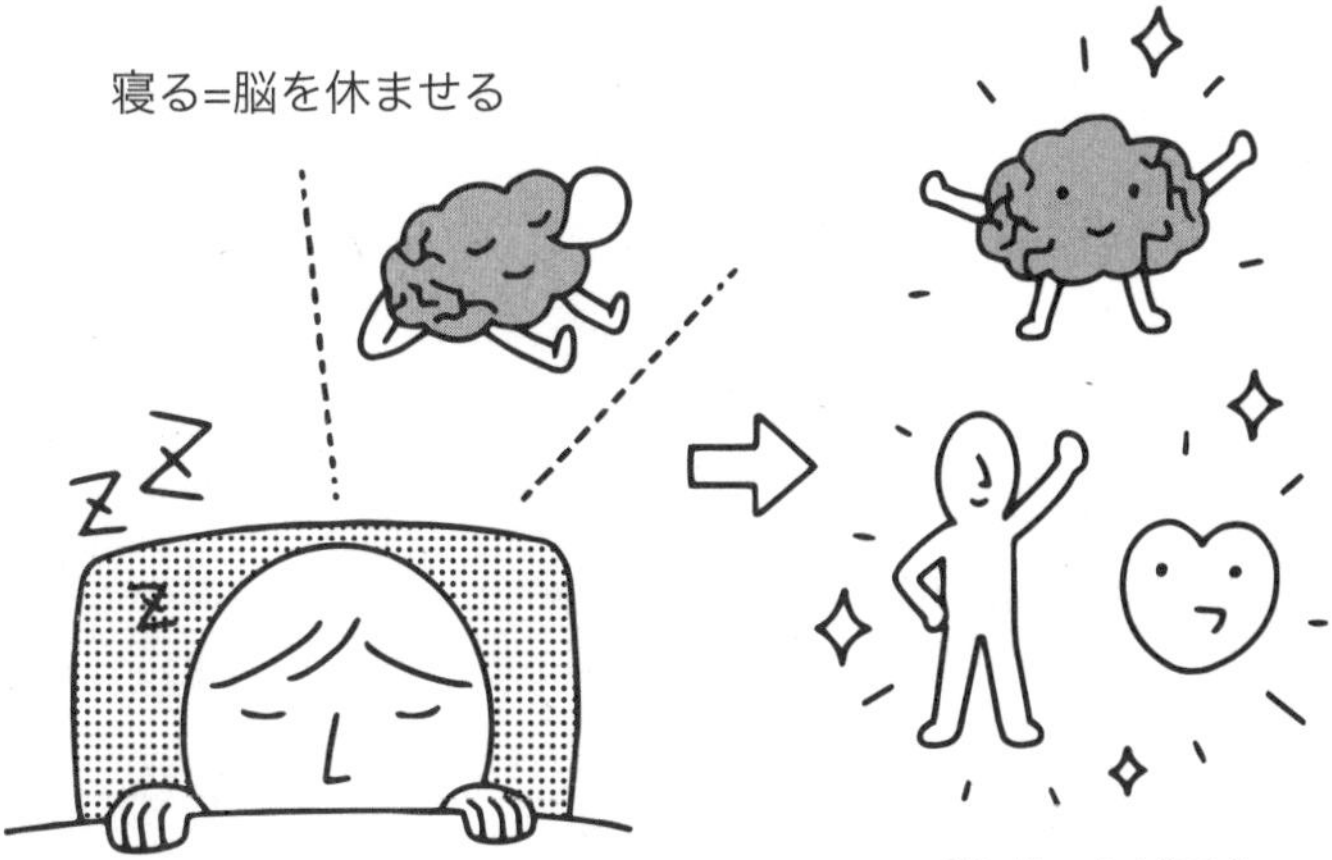

犬や猫などのように1日の中で寝たり起きたりを繰り返すスタイルを「多相性睡眠」と呼ぶ。リスやハムスターなど体重あたりの消費カロリーが多い動物ほど睡眠時間が長い傾向にある。人間の場合は成長とともに運動量が減り体重あたりの消費カロリーも減少するため、睡眠時間は短くなっていく。

睡眠
知っ得MEMO

睡眠は不要!? 小説が問いかける 眠ることの是非

アメリカのSF小説『ベガーズ・イン・スペイン』には、遺伝子操作で眠る必要がなくなった「無眠人」が登場。小説の中で睡眠は不要とされるように、できるだけ短くしたいと考える人も存在するのかもしれない。

眠っている間、私たちの体の中ではどんなことが起こっているのか？

KEYWORD▽疲労因子、疲労回復物質

睡眠中に活躍する疲労回復物質が1日の疲れを取り除いてくれる！

ひと晩寝たら疲れが取れて体が超～スッキリ！　そんな経験をした人は多いはず。そう、睡眠には脳を休ませると同時にたまった疲れを取り除いてくれる働きがあるのだ。

徹夜をしたり、激しい運動をしたりすると、体内に発生した活性酸素が細胞を攻撃、老廃物を増やしていく。たまった老廃物がたんぱく質の一種である「疲労因子（ＦＦ／Fatigue Factor）」の発生を促し、全身の組織や血液中に増加していく。一方、私たちの体内には、疲労回復を促す「疲労回復物質（ＦＲ／Fatigue Recovery Factor）」も存在。疲労で傷ついた細胞を修復する働きを持つＦＲはＦＦの増加に合わせて増えていく。起きている間は、この2つの物質が同時に発生するが、睡眠中は、ＦＦの発生が少なくなり、ＦＲが優位に働

睡眠による疲労回復の流れ

疲労

- 疲労因子（FF）と疲労回復物質（FR）が発生する

▼

質のよい睡眠

- FFの発生が減少し、FRの反応性が高まる
- 自律神経中枢の細胞のさびが取れ、細胞が修復される
- 自律神経中枢の疲労が回復する

▼

疲労回復

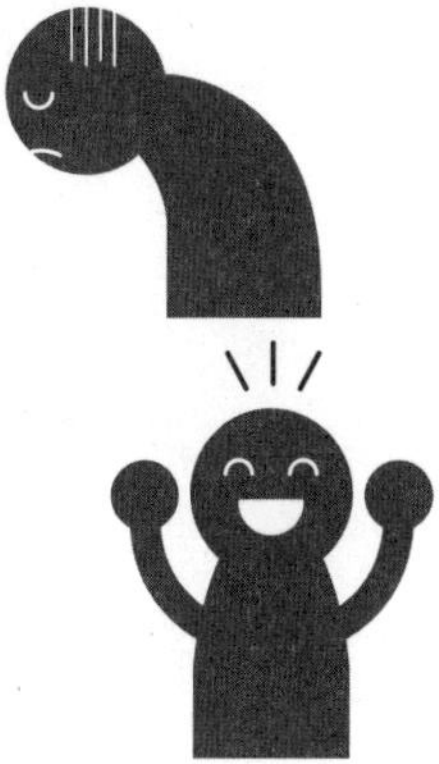

くため、疲労が回復するのだ。ぐっすり眠れば疲れが取れるのはこうした働きによるもの。ＦＦをためすぎたまますごしているとＦＲの細胞を修復する働きが追いつかず、自律神経中枢の細胞をさびつかせてしまう。寝ても疲れが取れないというのは、このさびを取り切れないことが原因なのだ。

睡眠 知っ得MEMO

自律神経中枢に信号が伝わり、人は疲れを感じる

運動でもデスクワークでも、疲れには自律神経の中枢が関係している。自律神経は人間の生命活動のバランスを整える神経であり、崩れるとその信号が脳にある自律神経の中枢に「疲労感」として伝わり、人は疲れを感じるのだ。

人間の睡眠だけが持つ特異な力 レム睡眠が新たな創造性を生み出す！

KEYWORD▽レム睡眠、記憶の結合

レム睡眠中、脳内には広大なネットワークが誕生する

睡眠は人間をはじめとする哺乳類にかぎらず、あらゆる動物種に共通する行為だが、人間の眠りには特異なパターンが見られる。それがレム睡眠の長さだ。たとえばチンパンジーやオランウータンなどの霊長類は10～15時間の睡眠の中でレム睡眠の割合が約9％なのに対し、人間は平均8時間の睡眠の中で20～25％とかなりの割合を占めている。

レム睡眠とは、体は休んでいるが脳は起きている状態のことを指す。人間の脳はこのタイミングで夢を見たり、思考の整理や記憶の定着を行ったりしている。さらに、新しい記憶を過去の経験と結合させる働きも行う。その結果、つながりのなかった2つの情報が相互に関連づけられ、脳内で新たな記憶が創造される。つまり、レム睡眠を繰り返すことで、脳内に広大な情報ネットワークが作りあげら

知っておきたい！　哺乳類の睡眠時間

20時間	コウモリ、ナマケモノ	肉食動物は肉でカロリーの高いたんぱく質を摂り、襲われる危険も少ないので長時間眠ことができる。
18時間	アルマジロ	
16時間	ホッキョクグマ	
14時間	ネコ、ハムスター	
12時間	ゴリラ、キツネ、オオカミ	
10時間	ヒョウ、モグラ、ハリネズミ	
8時間	ヒト、ウサギ、豚	草食動物は肉食動物に襲われる危険性が高いことから、眠る時間が短くなる。
6時間	アザラシ	
4時間	牛、ゾウ、羊	
3時間	馬、キリン、ロバ	

れる。この働きによって、バラバラに存在する情報を個別に捉えるのではなく、情報全体が意味することを俯瞰《ふかん》で理解することができるようになるのだ。朝目が覚めると、前日抱えていた難題の解決策が見つかり、なおかつ斬新なアイデアが浮かんだりするのは、レム睡眠のもたらす効果なのだ。

睡眠
知っ得MEMO

MRI画像から夢の内容を予想できるかも!?

京都大学の神谷之康教授の研究チームは被験者が夢を見ているときのMRI画像と起きてから内容の聞き取りをもとに、夢に登場するアイテムをある程度予想することに成功。夢の仕組みを解明できる日が近いかもしれない。

単に眠りが浅い、深いだけではない！レム睡眠、ノンレム睡眠は明確に違う

KEYWORD▽レム睡眠、ノンレム睡眠

脳が活発に働くレム睡眠、ノンレム睡眠では休息モードに

レム睡眠は体が寝ているのに脳が起きている状態といわれることから、「浅い眠り」、それに対し、「深い眠り」が「ノンレム睡眠」と捉えられがちだが、この2つは質的に異なるもので、単に眠りが「浅い」「深い」だけで定義することはできない。レム睡眠時の脳は起きているときと同じ、もしくはそれ以上に活動している。

全身の運動にかかわる神経系が完全に遮断され、筋肉は完全に弛緩《しかん》し、視覚や聴覚といった感覚系も完全に遮断されている。

一方、ノンレム睡眠時の脳は休息モードに入るため、活動は低下し、エネルギー消費量は1日でもっとも低くなる。ただし、運動系や感覚系が遮断されているわけではなく、寝返りを打つなどの運動は行い、大きな音がしたり、急に明るくなったりすれば目を覚ます。つまりそれぞれの眠りにおいて、脳と体は

「レム睡眠」と「ノンレム睡眠」を繰り返す人間の眠り

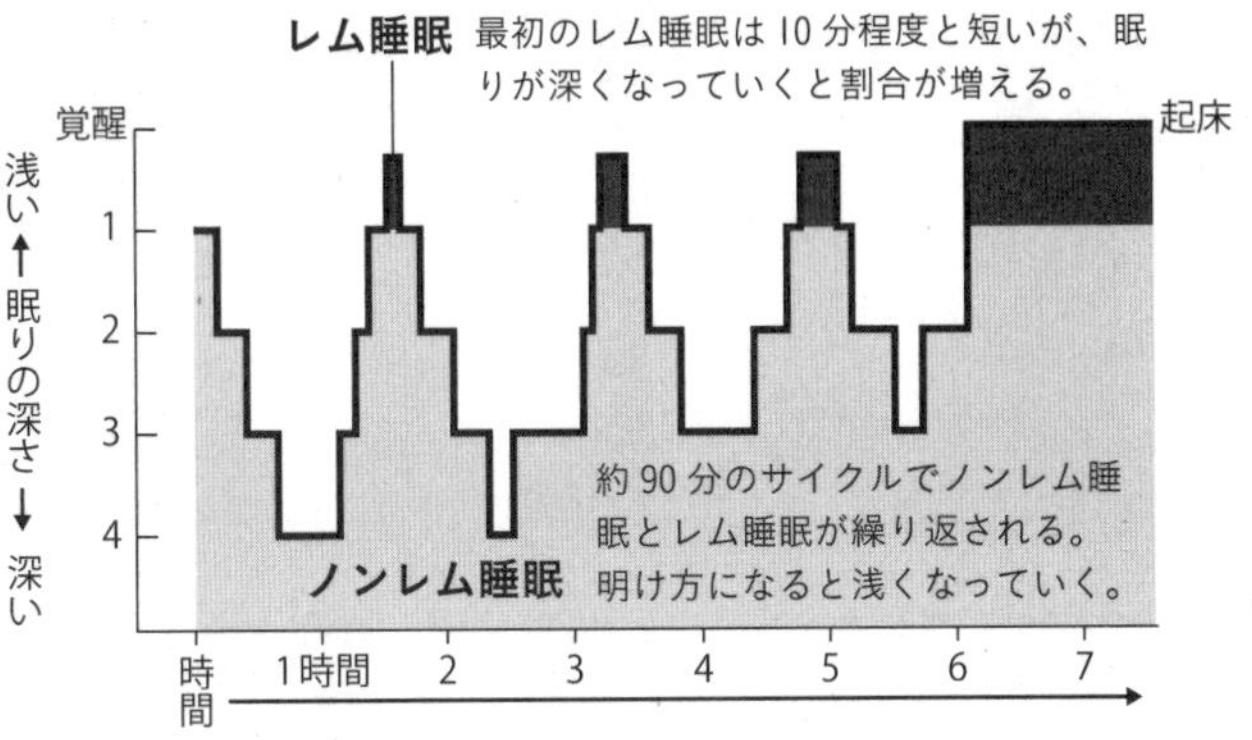
レム睡眠
最初のレム睡眠は10分程度と短いが、眠りが深くなっていくと割合が増える。
覚醒
起床
浅い
↑
眠りの深さ
↓
深い
1
2
3
4
約90分のサイクルでノンレム睡眠とレム睡眠が繰り返される。明け方になると浅くなっていく。
ノンレム睡眠
時間
1時間
2
3
4
5
6
7

まったく異なる状態に置かれているのだ。

眠りはまずノンレム睡眠からはじまる。一気に深い眠りに入り、約1時間で徐々に眠りが浅くなり、眠りから約1時間半がたつとレム睡眠へと移行する。これをひと晩で3〜4回繰り返し、明け方が近づくにつれてレム睡眠の時間が長くなり、目覚めるというわけだ。

睡眠 知っ得MEMO

金縛りはなぜレム睡眠直後にだけ起こるのか？

睡眠と覚醒は、瞬時に切り替わるわけではなく、レム睡眠直後に目が覚めても、運動神経は麻痺《まひ》したままのことがある。意識はあるのに体は動かない、これを医学用語では「睡眠麻痺」といい、いわゆるこれが金縛りと呼ばれる状態なのだ。

レム睡眠が洞察力を養う効果をもたらしさまざまな危険から守ってくれる

KEYWORD▽レム睡眠が感情を読み取る機能を強化

自分に対し友好的か、敵対的かレム睡眠が洞察力を養う

表情は相手の感情を判断するうえで、もっとも重要な情報だ。脳にはこうした情報を正しく読み取るための部位が存在するが、レム睡眠はその働きをさらに強化する役割も果たしている。つまり、睡眠不足でレム睡眠を奪われると、感情を見抜く能力も奪われてしまうということだ。マシュー・ウォーカー氏は被験者にひとりの人物が少しずつ表情を変えて写っている数十枚の写真を見せ、そこから感情を読み取る実験を行った。ここで重要なのは、写真の人物の表情が友好的か敵対的かということ。被験者がひと晩熟睡した場合は微妙な表情の変化も正確に読み取ることができたが、徹夜したあとではそれが不可能だという結果が出た。

レム睡眠を奪われ、感情を読み取る部位が十分に機能しなくなった脳は、たとえ相手が

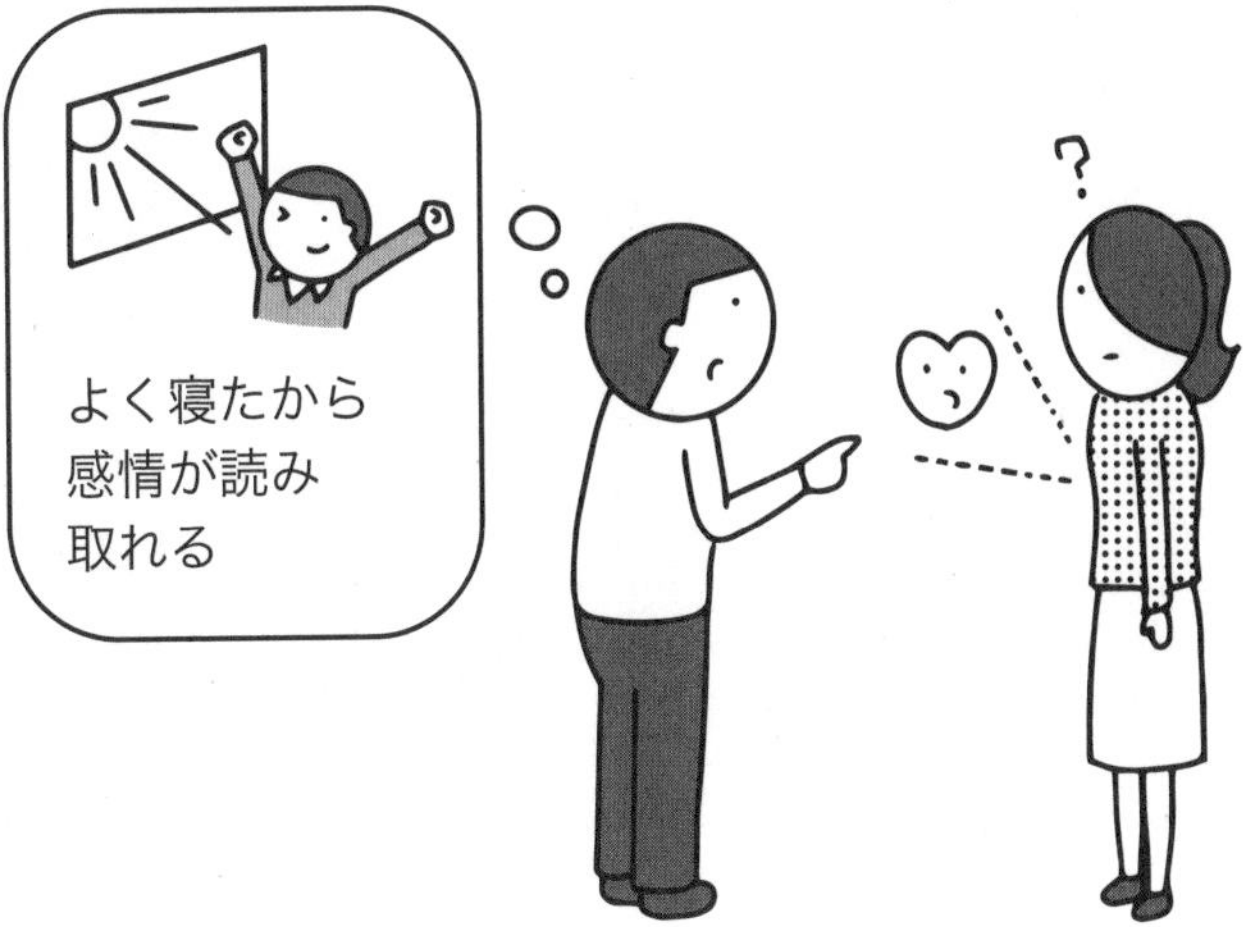

穏やかな表情を浮かべていても、自分に敵意を持っているかもしれないという誤った判断をしかねない。そうなれば世界は疑心と危険に満ちた場所になってしまう。相手の気持ちを正確に読み取る能力は、仕事でもプライベートでも必要なもの。人間関係を良好に保つためにも、良質なレム睡眠を取ることを心がけたい。

睡眠
知っ得MEMO

思春期以降に本格的に活動する脳に必要なレム睡眠

感情を読み取る脳の部位は自立のステージを迎える思春期直前に本格的な活動をはじめる。大人の庇護下に置かれた子どもが自分の判断で社会参加をすべき年齢になると、レム睡眠の働きがフルに発揮されるようになるのだ。

職業によって眠りの深さに変化が出る!?
睡眠中の脳は使った部分だけ深く眠る

KEYWORD ▽ 脳の眠りは部位ごとに深さが違う

脳は眠りの深さを自ら調整し疲れた部分を集中ケアしている

かつては研究者の間でも、寝ているときは脳全体が眠り、起きている間は脳全体が覚醒していると考えられていた。しかし、最近は研究が進み、睡眠中の脳は部位ごとに眠りの深さが違うことがわかってきた。たとえば、アナウンサーのように話すことが多い職業の人の場合、前頭葉にある運動性言語中枢という言葉を発する機能にかかわる部位が働き続けているため、睡眠中、その部分がより深く眠るといわれる。

そうした睡眠のメカニズムはてんかん患者の治療でも明らかにされている。てんかんの原因を特定するため、頭蓋内に電極を埋めて脳波を測定することがあるが、その結果、脳の部位によって睡眠の深さに違いがあることがわかったという。睡眠中でも脳の一部が覚醒していることもあれば、逆に起きている間

睡眠中の脳は、使った部分がより深く眠る

眠らなくてはいけない脳

- 大脳新皮質

思考や創造などを司り、生活の中でフル活動しているため、定期的な休息を必要とする。

使った部分がより深く眠り、部分部分で睡眠の深さが違ってくる。

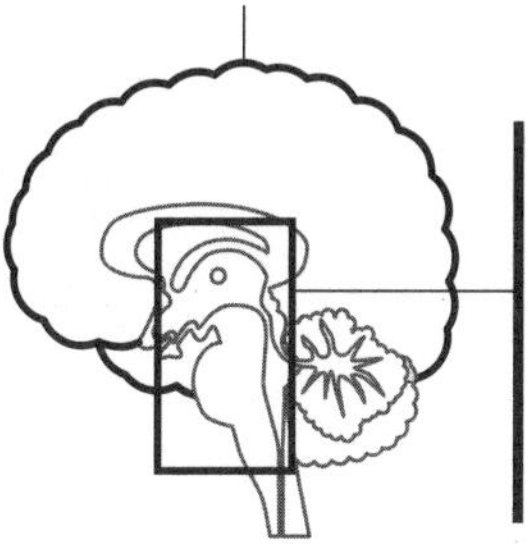

眠らない脳

- 視床下部 ● 視床 ● 中脳
- 橋《きょう》 ● 延髄

生命維持をしている脳幹部分が眠ると、呼吸や体温維持ができなくなる。つまり脳幹部分は一度も休まず、死ぬまで働き続けるのだ。

に脳が寝ていることもあり得るのだ。

睡眠中、私たちはノンレム睡眠とレム睡眠を繰り返している。明け方が近づくにつれて脳が覚醒しているレム睡眠の時間が増えていくのは、眠ることで日中の疲労が回復し、脳内で睡眠が必要な領域が徐々に少なくなっていくことを意味している。

睡眠
知っ得MEMO

イルカはノンレム睡眠しかしない

海中に生息する哺乳類のイルカやクジラは完全に寝てしまうと窒息死するため、脳を半分ずつ寝かせる「半球睡眠」という特殊な睡眠形態を取る。レム睡眠はほとんど見られず、必要最小限のノンレム睡眠で脳を休養させている。

ひと晩寝たらイヤなことが忘れられた！睡眠には不要な記憶を捨てる働きもある

KEYWORD▽軸索《じくさく》、樹状《じゅじょう》突起、シナプス

レム睡眠が脳の記憶に働きかけ脳内ネットワークを最適化させる

レム睡眠には記憶を定着させる役割があるが、やみくもに覚えさせているわけではなく、脳が覚えるべきことを選別する働きをしていることも最近の研究でわかってきた。不要な記憶を捨てる、つまり、忘れさせる役割も果たすのだ。ＤＮＡの二重らせん構造の発見でノーベル生理学・医学賞を受賞したフランシス・クリックは、のちに睡眠の研究に乗り出し、１９８３年、「夢を見るレム睡眠の役割は脳から不要な情報や重複している情報を削除することだ」という仮説を立てた。以来、多くの研究者がその実証に努めている。

脳内には情報の伝達とその処理を担っている１０００億個もの神経細胞が存在。それらは長く伸びた「軸索」と、複雑に枝分かれした「樹状突起」という2種類の突起を持ち、軸索の末端からそばにある細胞に情報（神経

起床中に増えたシナプスがノンレム睡眠中に減っていく

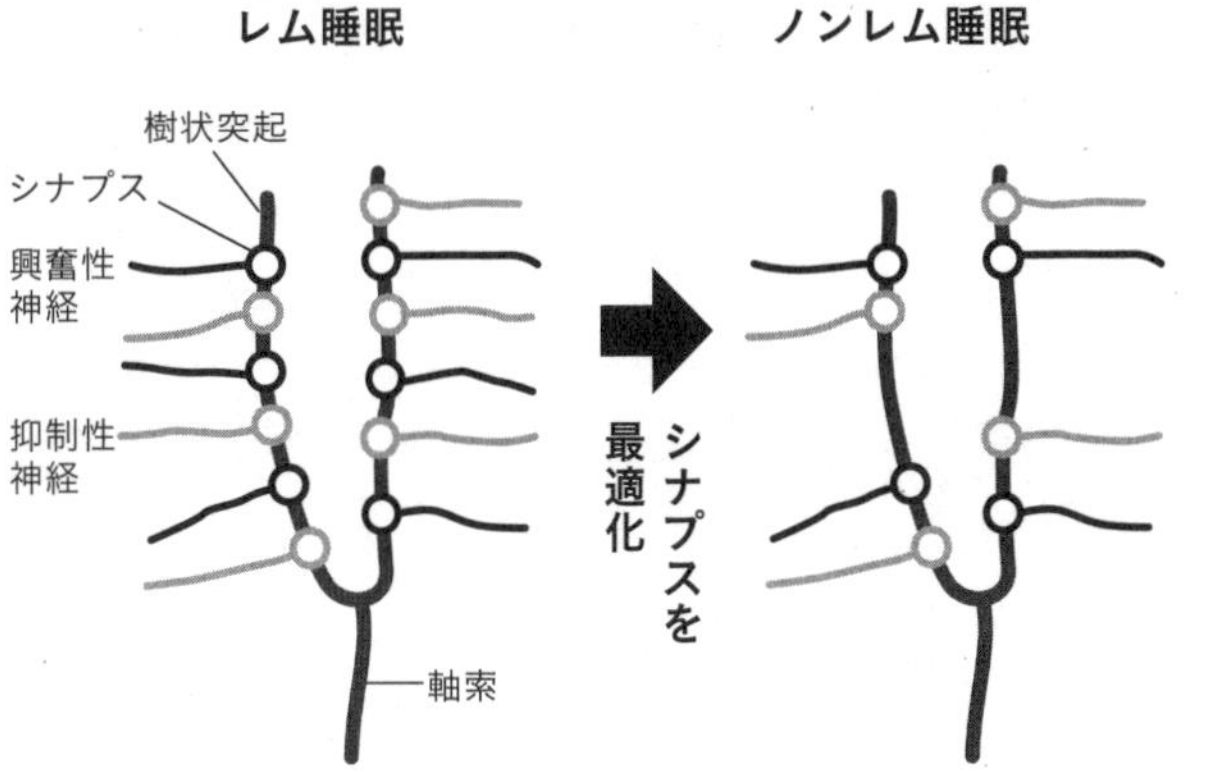

伝達物質）を送り、樹状突起にある受容体でほかの細胞からの情報を受け取っている。

そうした神経細胞間の情報のやり取りをするのが「シナプス」と呼ばれる部分だ。研究が進んだ結果、最近では、起きている間に増えすぎたシナプスを睡眠中に整理し、ネットワークを最適化しているという説が有力視されるようになった。特定の神経細胞とシナプスを使えば、それだけネットワークは強化されるが、1個の神経細胞が処理できる情報には限界があり、シナプスの強度や密度はある一定の範囲に保たれている。そこで、睡眠中、増えすぎた不要なシナプスを削り、神経細胞同士の結びつきを最適化しているのではないかと考えられるようになった。これらの働きが行われるのは、脳の活動が低下しているノンレム睡眠中だというのが大方の見方である。

睡眠の名言

飲食、睡眠、運動の時間に何も考えず快活なのは、最良の長寿法のひとつである。

イギリス・画家

フランシス・ベーコン

第1章

体の中から変えていく!

「睡眠リズム」を整える食事術

睡眠は体内時計と深く連動しているため、食事の摂り方によってその体内時計が狂ったり、ずれたりすると心地よい眠りは訪れない。体内時計をリセットする食事術や睡眠の質をあげる食べ物を毎日の生活に取り入れよう。

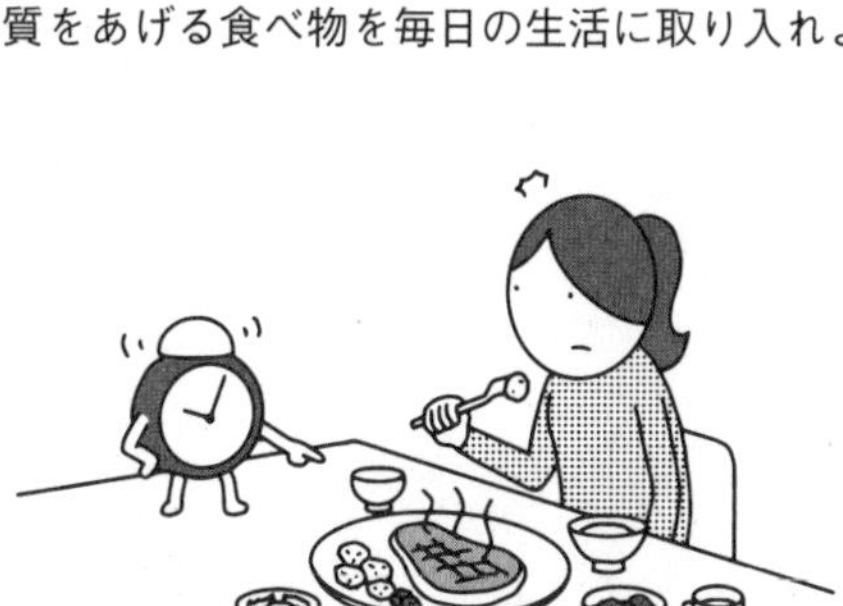

体にいい食事は、睡眠にもいい！まずは食物繊維を積極的に取り入れよう

豊富な栄養素を含む和食は、健康な体を作り睡眠力もあげる

食材の中には熟睡を促す成分を持つものがある。レタスやバナナには鎮静作用のある成分が含まれているが、これだけを食べていては栄養が偏り、健康を害してしまう。体にいい食べ物をバランスよく摂り、健康になることが睡眠の質をあげるための早道なのだ。

快眠セラピストの三橋美穂氏が推奨するのは、脂質が少なく、食物繊維やビタミン、ミネラルが豊富な和食だ。1日の食事の3分の2を和食にし、残りは好きなものを食べるという食生活を続けることで、ぐっすり眠ることができて、朝の目覚めがよくなったという。

まずは、「まごわやさしい」というキーワードで知られる、「ま」豆類、「ご」ごま（種実類）、「わ」わかめ（海藻類）、「や」野菜、「さ」魚、「し」しいたけ（きのこ類）、「い」いも類を摂ることからはじめよう。

KEYWORD ▷ 和食、「まごわやさしい」

睡眠にいい食物繊維たっぷりの食品

ライ麦パン	そば	切り干し大根	ごぼう
れんこん	きくらげ（乾燥）	干ししいたけ	ひきわり納豆
きな粉	小豆（乾燥）	アボカド	ほうれん草

アメリカ、コロンビア大学の研究チームは、夕食に食物繊維を多く摂取したときは寝つきがよく、深い睡眠に入ることができるが、脂肪や糖分の摂取が多くなると入眠までに平均29分かかり、眠りの途中で覚醒する確率が増えるという調査結果を発表した。体にいい食事は眠りにもいいのだ。

睡眠 知っ得MEMO

食べ物以上に睡眠を促すのは効くと信じる気持ち

「不眠に効く食べ物」といわれるものでも、実は科学的根拠がないことが多い。ただし、睡眠には情動が深くかかわっているため、これを食べればよく眠れると信じることで気持ちがやわらぎ熟睡効果を生み出すこともある。

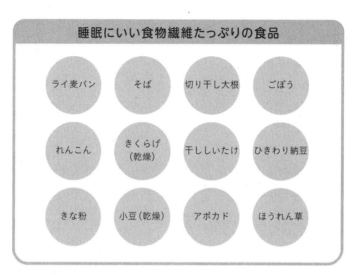

渡り鳥の飛行を支える疲労回復成分「イミダペプチド」が熟睡を促す

KEYWORD ▽ 鶏むね肉、イミダペプチド

1日100gの鶏むね肉にクエン酸を加えておいしく健康に

熟睡するためには、まず日中の疲れを取り除く必要がある。「疲れに効く食べ物」と聞いて、うなぎをあげる人は多いが、うなぎはまだ日本が貧しい時代の栄養補給食材として有効だったもの。日頃から栄養価の高い食事を摂っている現代人にその効果は望めない。

では何を食べればいいのか。それはずばり鶏のむね肉だ。羽のつけ根にある鶏むね肉に大量に含まれる「イミダペプチド」という成分は、抗酸化作用を持ち、疲労の原因となる細胞の酸化を防ぐ役割を果たす。つまり、疲労回復をもたらすのだ。同様に渡り鳥の習性とも深く関係する。北極圏から南極圏まで、季節ごとに世界中を移動する渡り鳥の移動距離は年間3万km以上に及ぶこともある。それだけの距離を飛ぶことができるのは、羽を動かすための胸の筋肉にイミダペプチドが含ま

イミダペプチドは鶏むね肉にもっとも多く含まれる

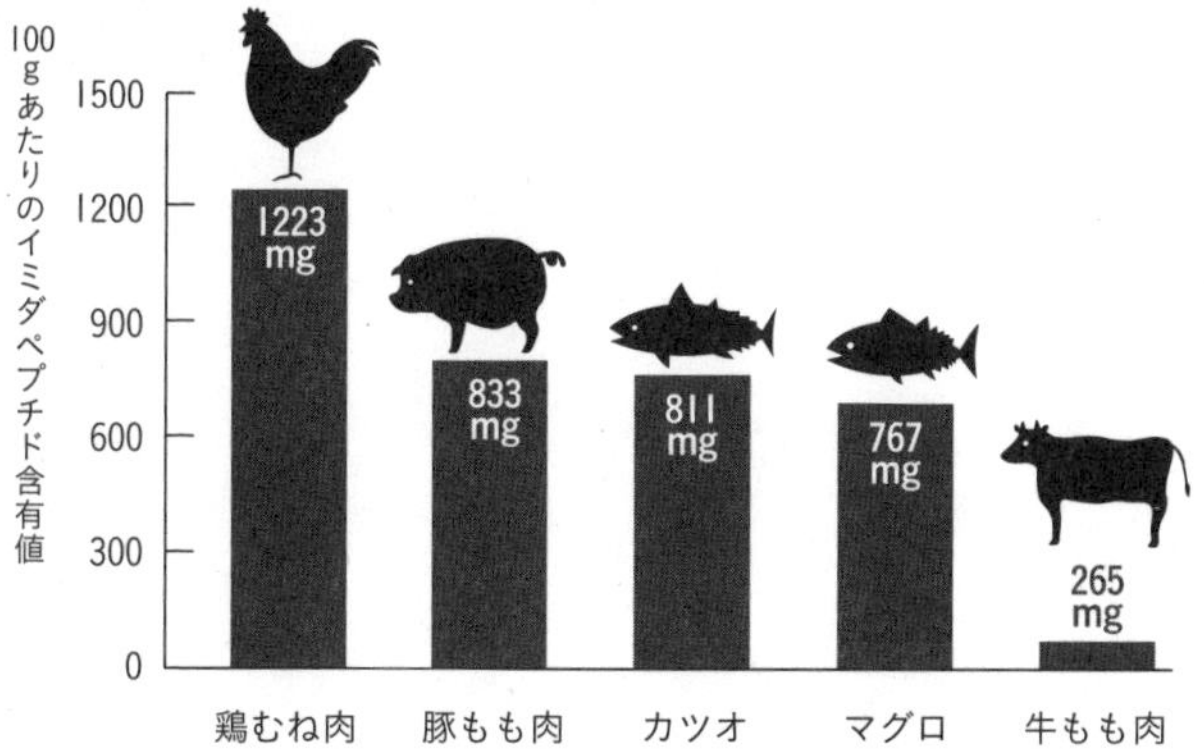

れているからなのだ。

渡り鳥パワーともいえる、このイミダペプチドを摂る目安は1日200㎎。これを鶏むね肉で摂るとすると100gだ。梅干しやレモン、黒酢など酸っぱい食材に含まれるクエン酸と一緒に摂れば効果はさらにアップ。鶏むね肉を単独で摂るより相乗効果が期待できる。

睡眠 知っ得MEMO

泳ぎ続けるという習性を持つ魚も鶏むね肉と同じ効果あり

イミダペプチドは魚にも含まれる。マグロやカツオといった大型魚は常に泳ぎ続けていないと窒息死してしまうという特徴を持ち、寝ている間も尾びれを動かして泳いでいる。そのため、尾びれに近い筋肉に特に多く含まれているのだ。

栄養状態の低下は睡眠不足を引き起こす 抗酸化作用が高い食材で食生活を改善

KEYWORD▽ビタミン不足は睡眠不足を招く

日々の食事も少しの工夫で栄養価がグンとアップする！

睡眠不足の人は栄養状態に問題があると指摘するのは、睡眠セラピストの松本美栄氏だ。松本氏が自身のサロンに訪れるクライアントの食事について調査をすると、栄養状態に問題がある人が多いという結果が出た。中でも目立つのがビタミン不足。ビタミンが不足すると、脳疲労や無気力、抑うつといったメンタル面での不調を引き起こすという。自分では十分な量の食事を摂っていると思っていても、内容が偏っていれば、必要な栄養素が不足してしまう。十分な栄養が摂れていないことが、熟睡できない原因のひとつと分析される。

栄養価が高く、体にも安心なオーガニック食材を使い、3度の食事はすべて自炊……という食事スタイルは、もちろん理想ではあるが、多忙なビジネスパーソンにとってはあまり現実的ではないだろう。そこで、ランチで

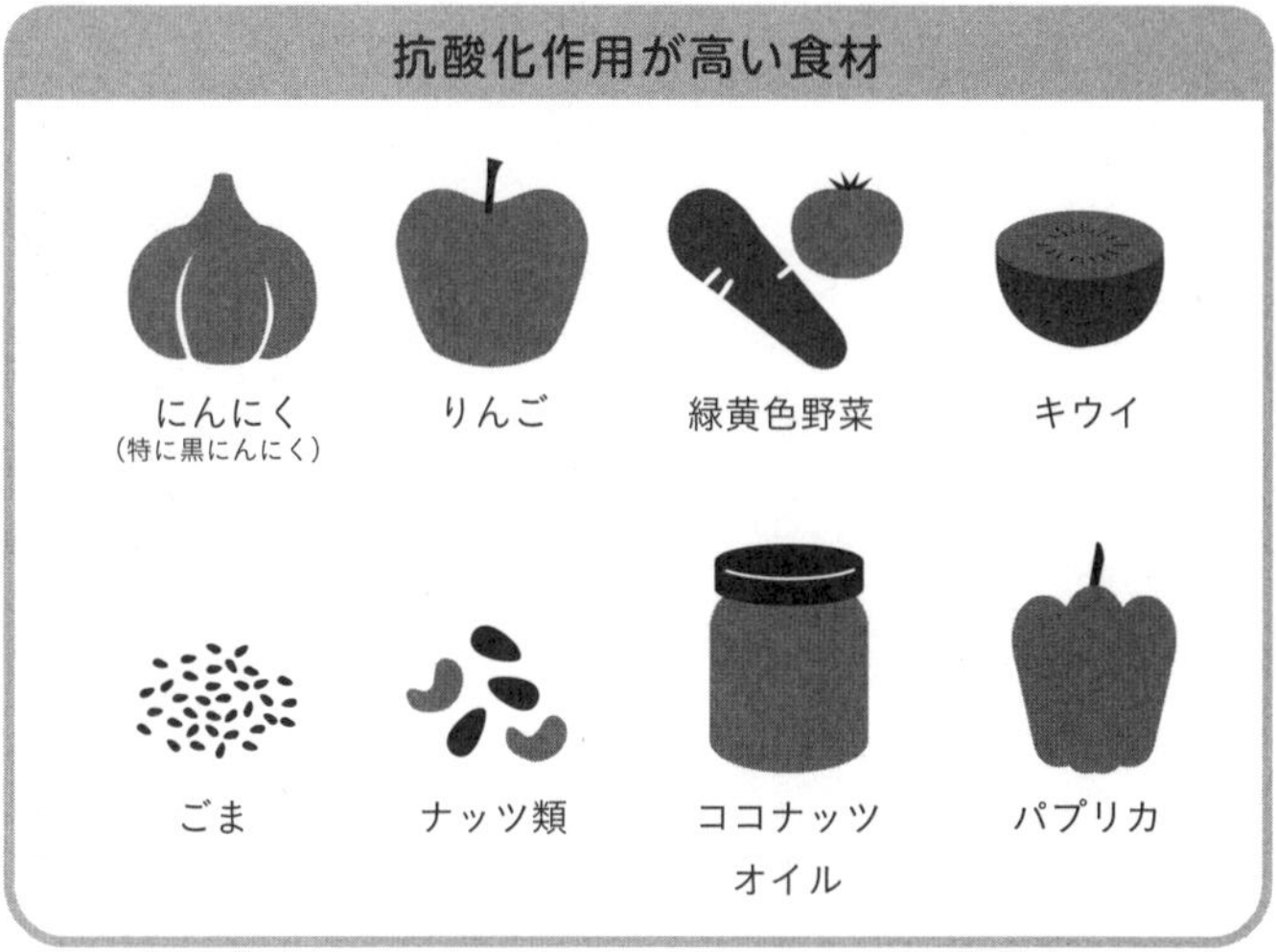

はなるべくおかずの多い定食を選ぶ、日によって肉と魚を交互に食べる、野菜を食べる機会を増やすなど、食材のバリエーションを増やせば、外食が多い人でも栄養状態の改善を図ることは十分可能だ。松本氏が「最強の食品」と呼ぶレバーは特におすすめだ。ビタミンやミネラルを豊富に含むレバーは週に1～2回は摂ってほしい食品だという。

　そのうえで心がけたいのが、にんにく（特に発酵させた黒にんにく）、緑黄色野菜、ごまやナッツ類といった「抗酸化」作用が期待できる食材を積極的に摂ること。仕事などでストレスを感じると、活性酸素がたまり脳を酸化させてしまう。これは脳疲労とほぼ同じ状態。睡眠不足を招く要因となりかねないので、抗酸化作用が高い食材で、脳の疲れは早めに取り除こう。

快眠の決め手は体温をあげて下げること　夕食の鍋料理&辛い料理が眠りを誘う

KEYWORD▽グリシン、カプサイシン、ジンゲロール、ショウガオール

体温は活動量と大きく関係し、日中は高く、夜になると低くなる

私たちの体は、活動している日中は体温が高く保たれるが、夜は体と脳を休息させるため深部体温（体の内部の温度）が下がっていき、それに伴い眠気が訪れる。深部体温がより急激に下がったほうが眠りにつきやすく、なおかつ深い睡眠が得られることがわかっている。一度体温をあげれば、深部体温が下がりやすくなり、自然な眠気が訪れるのだ。

体温をあげるためにはいくつか方法があるが、そのひとつが体を温める夕食を摂ること。特に体の中から温めてくれる熱々の鍋料理は体温をあげる効果が高い。その際、積極的に摂りたいのがホタテやカキなどの貝類とエビやカニなどの甲殻類だ。これらの食材には深部体温を下げて睡眠の質を高める「グリシン」というアミノ酸が含まれている。

また、唐辛子の主成分である「カプサイシ

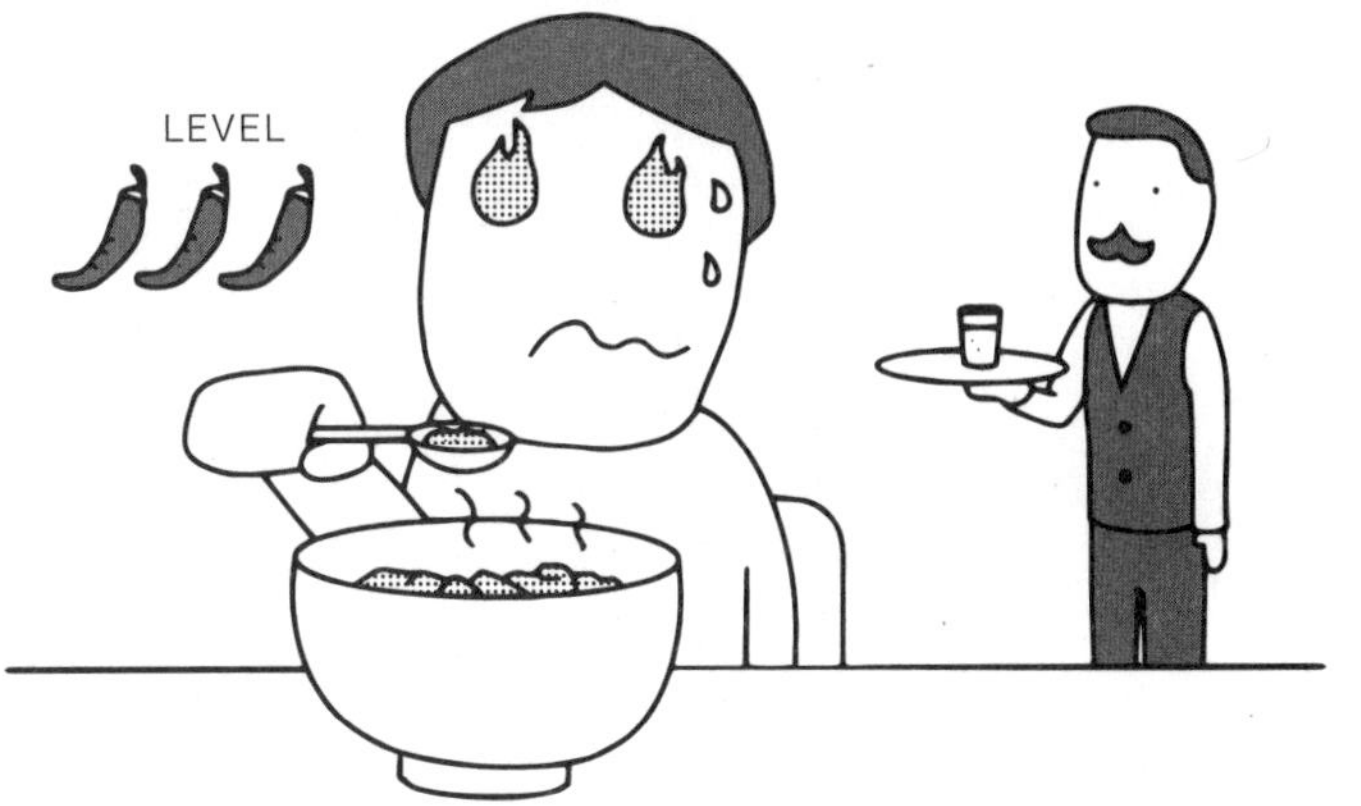

ン」にも体温をあげる効果があるので、辛いものが苦手でなければ、キムチ料理などを夕食に取り入れるのもいいだろう。しょうがの辛味成分である「ジンゲロール」と「ショウガオール」も体を温めるので、料理はもちろん、しょうがとはちみつを紅茶に加えたホットドリンクもおすすめだ。

睡眠
知っ得MEMO

カプサイシンで快眠とともに美肌もゲットしよう

カプサイシンは体温をあげる以外にも殺菌・抗酸化作用などさまざまな効果を発揮する。体脂肪の燃焼や便秘の解消などは、肥満に悩む人にはうれしい効果だ。さらには発汗を促し、老廃物を排出。美肌づくりにもひと役買ってくれるのだ。

手軽に手に入り、応用レシピも豊富な夕食の冷やしトマトで睡眠力アップ！

KEYWORD▽冷やしトマト、夏が旬の野菜

深部体温を下げる効果のある夏に旬を迎える野菜たち

スムーズな眠りに入るためには、深部体温をいったんあげて下げる方法があるが、一方で、あげずに下げてしまうのも効果的だ。『スタンフォード式 最高の睡眠』の著者としても知られる、アメリカ、スタンフォード大学医学部精神科の西野精治教授が推奨するのが、夕食のメニューに冷やしトマトを加えること。

体の熱を取る性質があるトマトを冷やして食べれば、さらに体温を下げる効果が期待できるというわけだ。トマトはさまざまな料理に活用することができるので、レシピの幅を広げる役割も果たしてくれる。

一般的にきゅうりやナス、ゴーヤなど夏に旬を迎える野菜は体の熱を取る性質を持つといわれる。南国では、体温を下げるためにきゅうりジュースを飲む地域もあるという。これらの夏に穫れる野菜は水分やカリウムを豊富

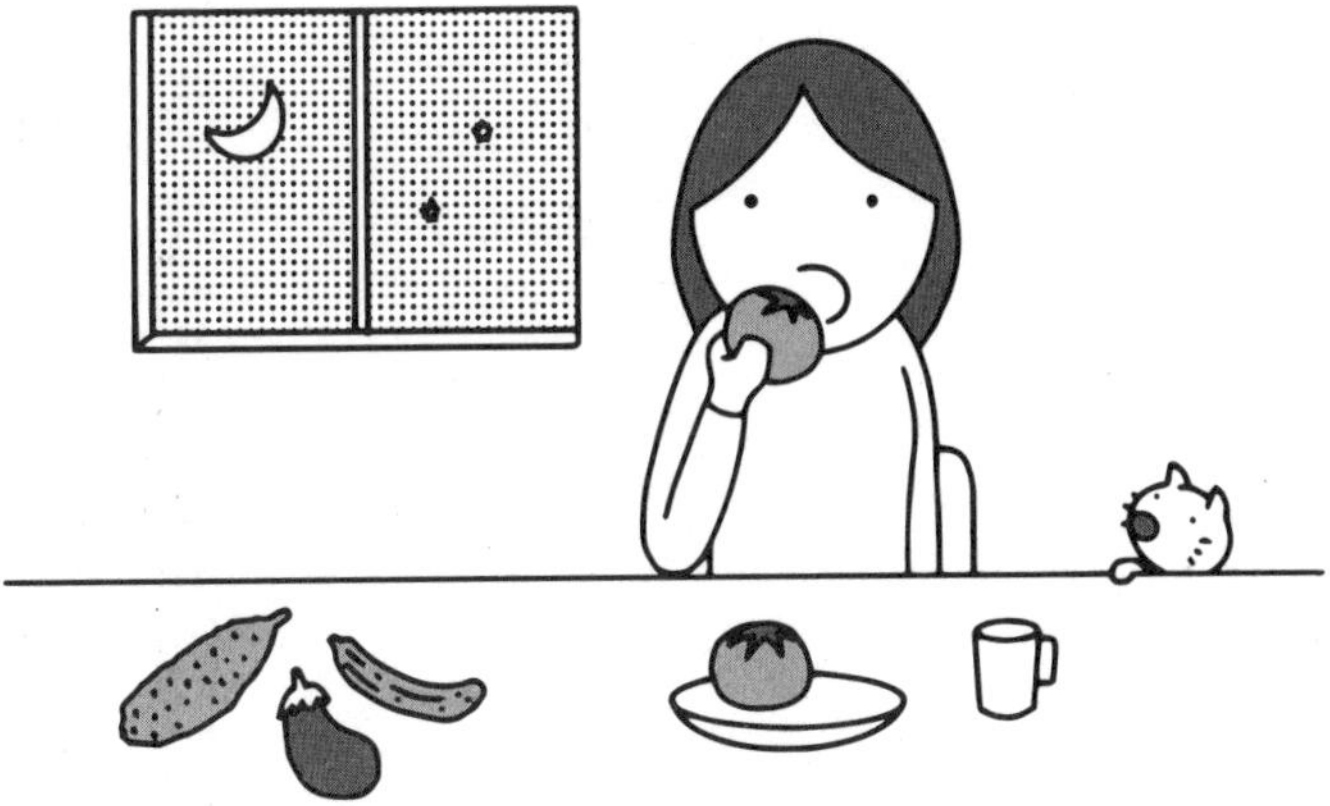

に含むため、水分補給にも力を発揮してくれる。また、東洋の漢方薬や、西洋のセイヨウカノコソウやカモミールといったハーブ類も睡眠によいものとして長年用いられてきた。

ただし、すでに述べたように「これを食べれば眠れる」という食材は存在しない。冷やしトマトも眠る準備を整えるための補助手段として捉えること。どんな食材にも共通することだが、「眠りにいい」と思い込み、それだけを食べすぎると栄養バランスを崩してしまって、かえって眠れなくなるという事態を招きかねない。また、睡眠を促すために食べたはずの大豆食品が筋肉増強に力を発揮したなど、食べ物の「使い道」を決めるのは体だと西野教授は言う。これらの事実をふまえ、思い込みから偏った食生活に陥らないよう、バランスよく食べることを心がけてほしい。

質のよい睡眠を誘うトリプトファンを朝1杯の味噌汁で体に取り込もう！

KEYWORD▽トリプトファン、味噌汁

体を目覚めさせる味噌汁は時間がない朝の強い味方

「朝はできるだけ長く寝ていたい」「食欲がわかないので朝食は食べない」という人は多い。そんなときでも、できれば味噌汁だけは飲むようにしてほしい。なぜなら、大豆製品の味噌には必須アミノ酸のひとつである「トリプトファン」という大事な栄養素が含まれているからだ。

トリプトファンは体内に入ると、精神を安定させる働きのある「セロトニン」というホルモンに変化。さらに、夜になると睡眠を促す「メラトニン」に変化するため、トリプトファンの不足は、不眠症や睡眠の質の低下を引き起こす原因となる。ところがこの、トリプトファンは体内で生成することができないため、食事から摂らなければならないのだ。

また、トリプトファンはインスリンによって脳に運ばれることから、味噌汁はインスリ

栄養価がアップする味噌汁の具材

βカロテン →	にんじん、かぼちゃ、トマト
水溶性食物繊維 →	海藻類、ごぼう
不溶性食物繊維 →	きのこ類、いも類、野菜類全般
ビタミンB群 →	豚肉
アリシン →	にんにく、ねぎ類

ンの分泌を促すご飯と一緒に摂るとよい。朝食をしっかり摂ることで、消化器官が活発に動き出し、それに伴い脳が働き、体温が上昇していく。その結果、終日エネルギッシュに活動することができるのだ。夜になれば、その疲れを回復させるため、脳と体が休息を求め、自然な眠りが訪れるようになる。

睡眠
知っ得MEMO

味噌汁の具材は トリプトファンの豊富な 卵や豆腐がおすすめ

トリプトファンは味噌以外の大豆製品や卵、赤身の肉、乳製品などにも多く含まれている。そこで、味噌汁の具材に豆腐や卵を用いれば、より効果的に摂取できる。どうしても時間がなければインスタント味噌汁を利用するという手もある。

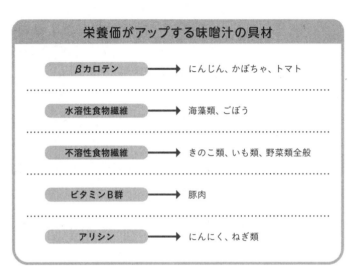

朝食は起床後1時間以内に摂るのが理想
空腹が体内時計のリセット力を高める

KEYWORD▽体内時計

決まった時間に朝食を食べれば、体内時計が動き出し目が覚める

朝食は「何を食べるか」と同じくらい重要なのが「いつ食べるか」ということ。私たちの体の細胞には体内時計が存在し、脳にあるマスタークロックとともに体温や血圧、心拍数など、さまざまな機能を制御している。全身の体内時計を脳のマスタークロックとぴったり合わせる役割を果たすのが朝食だ。起床後1時間以内に朝食を摂れば、すべての時計のリズムが合い、1日を快適にスタートすることができる。体内時計がバラバラに動いていると、頭は起きているのに体は寝ているというアンバランスな状態に陥ってしまう。寝ても疲れが取れないという人は、体内時計の乱れに原因があるのかもしれない。

体内時計は空腹でいる時間が長いほどリセット力が高まるということもわかっている。そのため、前夜の夕食を早めにし、朝食はで

朝食までの時間を長くするのが睡眠にはベスト

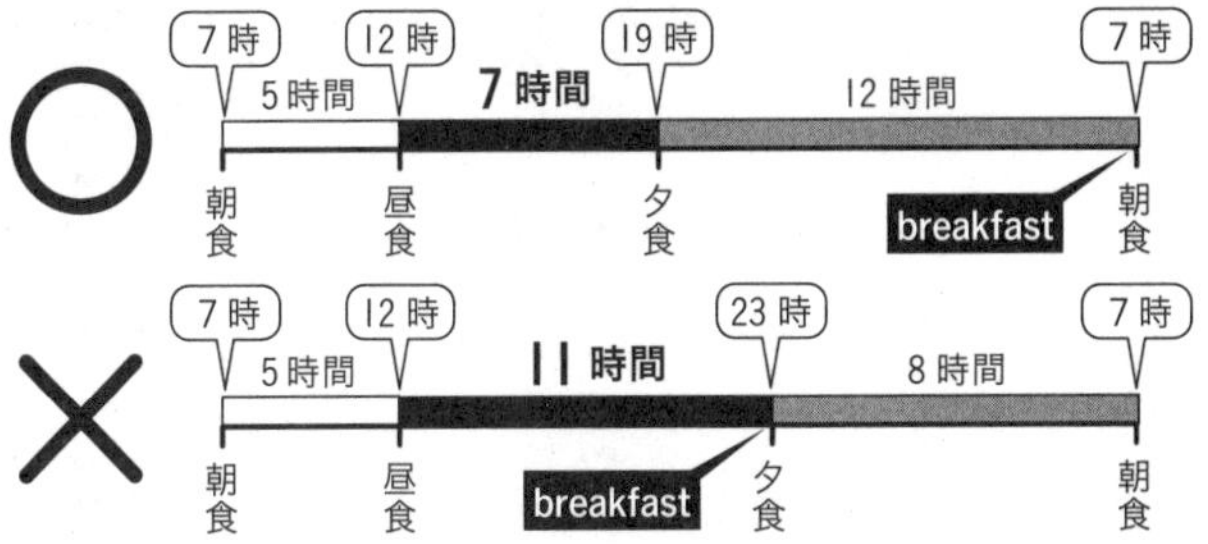

夕食が遅ければ遅いほど、昼食との間が長く空いた夕食のほうが「breakfast」になってしまうため、夕食は早めに食べて朝食までの空腹時間を長くして体内時計のリセット力を高めよう。

きるだけ空腹状態で摂るのがよい。理想は夕食から翌日の朝食まで12時間空けること。夜遅くに食事を摂ると朝食までの時間が短くなり、体内時計のリセット力が弱くなるので、深夜の食事はおすすめできない。体内時計を乱さないようにするためには、就寝前の3時間は食べ物を口にしないこと。

睡眠
知っ得MEMO

空腹を破るという意味を持つ「ブレックファスト」

朝食を意味する「ブレックファスト」は英語にすると「breakfast」で、正確に訳せば、break ＝壊す、fast ＝断食、「断食状態を破る」となる。その言葉通り、朝食は眠っている間の断食（空腹）を破るということを表す。

日光浴をしながら朝食を摂れば栄養補給に加え脳も目覚めて一石二鳥

KEYWORD▽1500〜2500ルクスの光

朝の日差しを浴びることで体内時計は確実にリセットされる

睡眠を促すホルモン「メラトニン」は、朝の日差しを浴びることによって分泌される「セロトニン」が変化したもの。夜寝つきをよくするためには、朝日を浴びることはとても重要なのだ。セロトニンの分泌を促すためには起床後1時間以内に朝日を浴びることが必要。朝食の時間だってムダにはできない。

日差しが差し込む場所を選んで朝食を摂るようすれば、一石二鳥。栄養と日光浴効果をダブルで手に入れることができる。

朝の日差しはセロトニンの分泌を促す以外にも大事な役割を果たす。それは体内時計を確実にリセットしてくれることだ。日差しを浴びることで、脳の体内時計がリセットする。起床後1時間以内に朝食を摂れば、全身の体内時計のリズムが合うということは58ページで解説した通りだが、朝の日差しは、それを

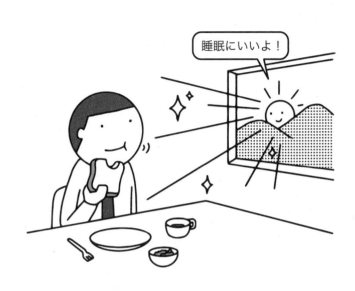

より確実にしてくれる。
日差しの中にいると、ぬくぬくとした感覚が味わえるはず。そこで「気持ちよさ」を味わいながら、30分ほど時間をかけてゆっくり朝食を摂れば、体内時計のリセットをより確実にすると同時に、気持ちの余裕を生み出してくれるのだ。
セロトニンが分泌するためには１５００～２５００ルクスの光が必要だといわれている。室内の照度は市販のルクスメーター（照度計）を使って測ることが可能。３０００円前後で購入できるので、室内の明るさを確認し、朝食にふさわしい場所を決めよう。明るさが確保できれば、直射日光を浴びなくても大丈夫。紫外線が気になるという人はレースのカーテンをひくなどして、工夫することをおすすめしたい。

簡単に必要な栄養がたっぷり摂れる！アイデア満載の時短朝食メニュー

KEYWORD ▽トリプトファン、ビタミンB_6、炭水化物

朝食作りのハードルを下げ長く続けるための習慣をつけよう

朝の目覚めに欠かせないセロトニンを分泌させるためには、たんぱく質に多く含まれるアミノ酸「トリプトファン」と「ビタミンB_6」、さらに「炭水化物」といった3つの栄養素が揃《そろ》う必要がある。つまり、朝食メニューではこれらの栄養素を含む食品をバランスよく摂らなければいけない。

理想は、白米に肉や魚、卵などたんぱく質の多いおかずをつけ、野菜がたくさん入った味噌汁を飲むこと。しかし、面倒な朝食作りに時間を割くぐらいなら、その分、寝ていたいという人も多いはず。そこで活躍するのが、時短&置き換えメニューだ。

たとえば、白米を玄米や分つき米（玄米を食べやすくしたもの）にかえれば、炭水化物とビタミンB_6を同時に摂ることができる。味噌汁を作るのが面倒だという人は、あらかじ

「セロトニン」を作るための3大栄養素

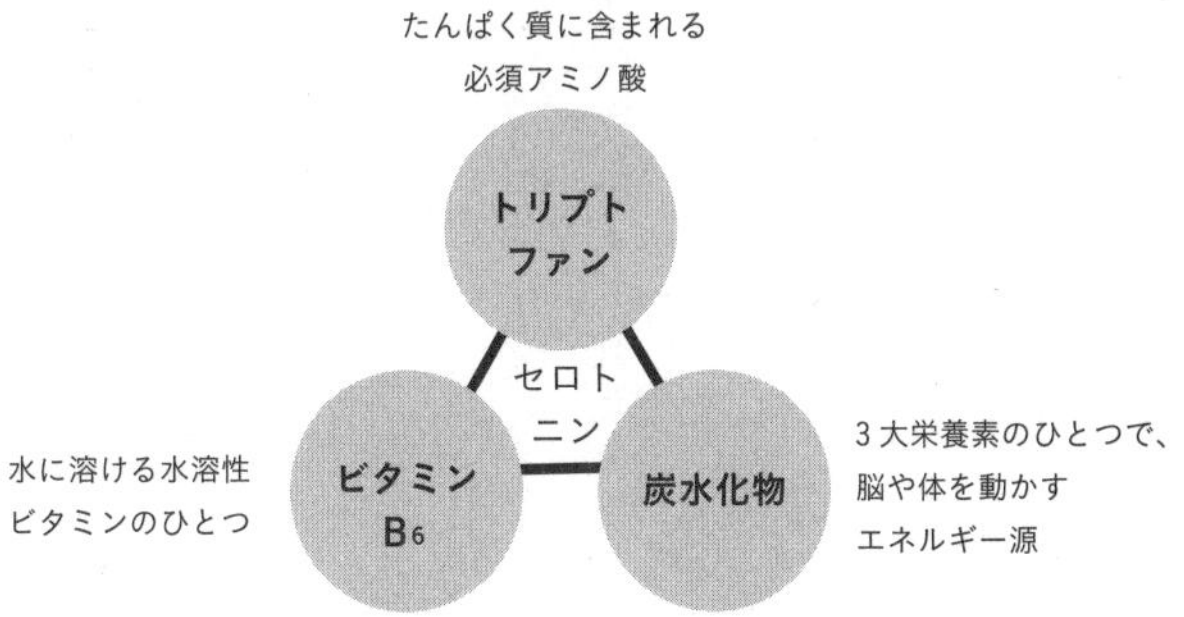

この3つの栄養素をバランスよく食べることで、セロトニンが作られる！

め「ダシ入り味噌」を作ってストックしておけば、お湯をそそぐだけで味噌汁のできあがり。おかずにはご飯にかけるだけでOKの納豆や鮭フレーク、刻み海苔などがおすすめ。余裕があれば卵を加えるのもいいだろう。まずは手間をかけず、長く続けられるような朝食作りを心がけたい。

睡眠 知っ得MEMO

セロトニンを作る栄養素が揃うバナナからはじめよう

朝食を摂る習慣がなく、時短メニューもハードルが高いという人におすすめなのはバナナを1本食べること。バナナはトリプトファン、ビタミンB6、炭水化物のすべてが入った唯一の食品。まずは手軽なバナナから朝食習慣をつけよう。

夕食は少量&寝る3時間前を心がけて体内時計のリセット力をアップさせる

KEYWORD ▽ 夕食は就寝3時間前

夜間の空腹時間を長くすれば短い睡眠時間でも目覚めはスッキリ!

朝食同様、夕食も睡眠に大きな影響を与える。忙しく働くビジネスパーソンの中には、短い睡眠時間で疲れを取りたいと考える人もいるだろう。短い睡眠時間で疲労回復をはかるため快眠セラピストの三橋美穂氏が推奨するのは、「夕食はできるだけ早く、量は少なく」するという方法だ。三橋氏自身、疲れのあまり満足に夕食を摂らずに寝てしまった翌朝、4時頃にスッキリ目覚めたという経験を持つ。睡眠は6時間だったにもかかわらず、8時間も眠ったような充足感を味わったそうだ。だが現在は18時頃に軽い夕食を摂り、翌朝7時半頃にたっぷり食べるというライフスタイルを続けているという。

夕食から翌日の朝食までの絶食時間が長いほど体内時計のリセット力が強くなるのは58ページで解説した通り。加えて、朝食をたっ

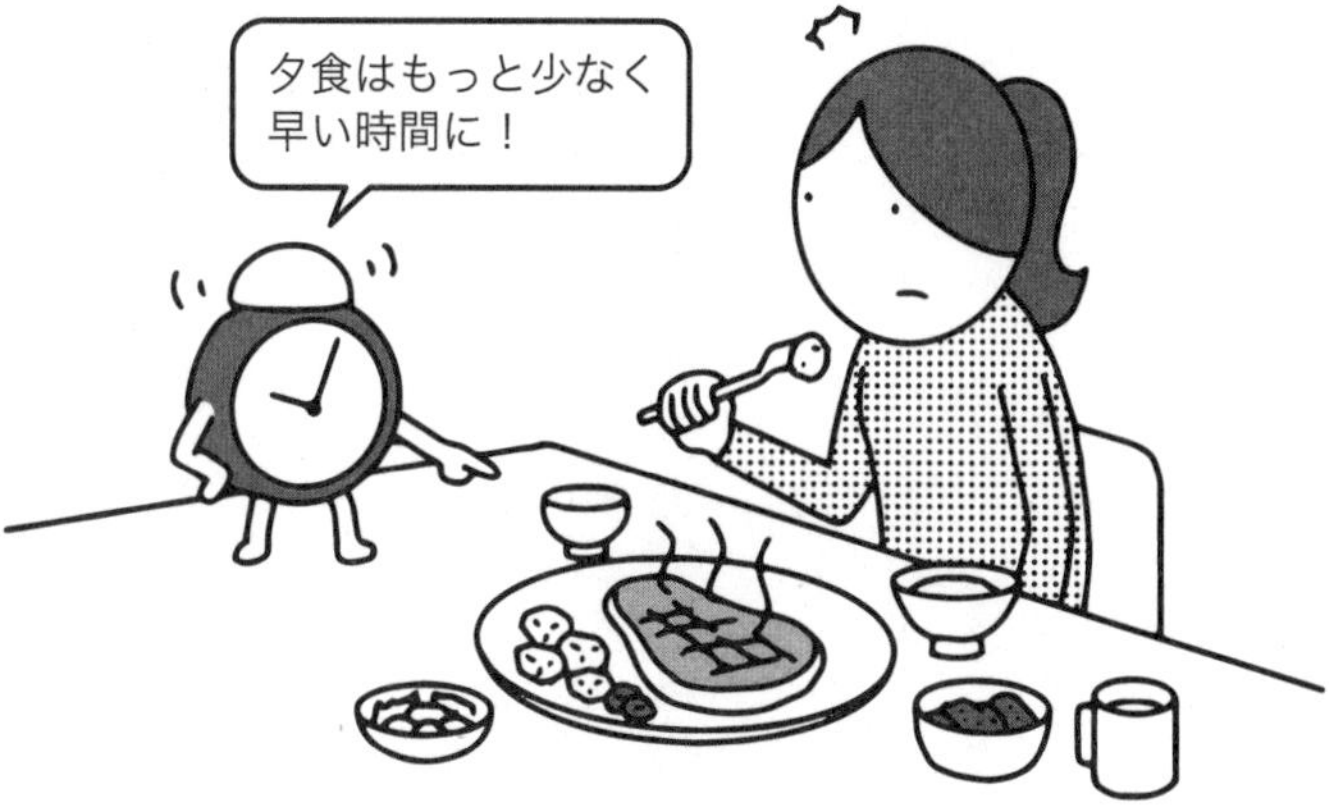

ぷり摂ることも体内時計のリセット力を高めてくれる。

就寝のギリギリに食事をすると、食べ物を消化するため、寝たあとも胃腸などの内臓が働くことになってしまう。そうなれば、内臓の働きをコントロールしている自律神経が休まらず、眠りが妨げられてしまうのだ。

睡眠
知っ得MEMO

早い時間の夕食は質のよい眠りを促しダイエットにも◎

寝る直前の食事は睡眠を妨げる以外に、太る原因にもなる。睡眠中は消費するエネルギーが起きているときより格段に少ないため、食べた分のエネルギーを消費し切れず、ため込んでしまうからだ。ダイエットしたいなら夕食は早めに摂ろう。

夕食に糖質を摂りすぎてしまうと太りやすくなり、睡眠も妨げられる

KEYWORD▽糖質制限、ご飯の量を少なめにする

糖質分解に時間がかかるため夕食に摂りすぎると内臓が休めない

数年前から「糖質制限ダイエット」が注目を集め、ご飯や麺類などの糖質を控える人が増えている。睡眠セラピストの松本美栄氏は、良質な睡眠を手に入れるためにも糖質制限を推奨している。なぜなら、糖質は分解に時間がかかるため、寝る前に摂ると、就寝ギリギリの夕食と同様、眠っている間も内臓が働くことになり、その結果、睡眠が浅くなってしまうというのだ。

さらに、糖質を摂りすぎると血糖値が上昇することに加え、糖質分解の際に大量のビタミンが消費されるなどして、睡眠に悪影響を及ぼしてしまう。実際、松本氏のクライアントの中には、「夕食時に糖質を摂らないようにしたら、よく眠れるようになった」と言う人が多いという。

とはいえ、糖質を目の敵にする必要はない。

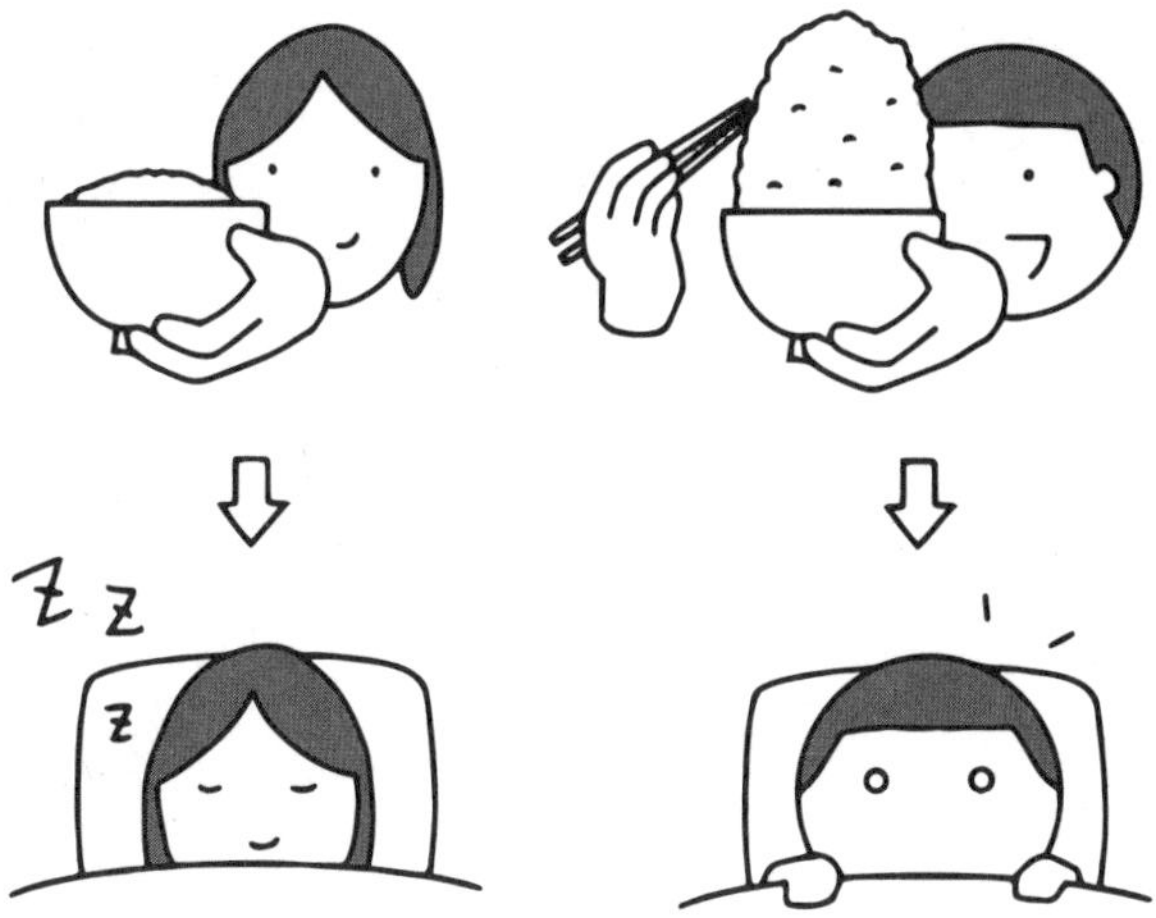

ライフスタイルや嗜好は人それぞれなので、ムリして糖質を制限しようとすると、リバウンドに襲われるリスクもあるからだ。夕食にはどうしてもご飯が食べたいという人はムリに我慢せず、「量を少なめにする」など、摂りすぎに注意しながら食べるようにすることがおすすめ。

睡眠 知っ得MEMO

イギリス式夕食「サパー」に学ぶ快眠を呼ぶ方法

イギリスでは夕食を「サパー（supper）」と呼ぶ。「スープ（soup）だけの食事」を意味する言葉で、その言葉の通り、イギリス人の夕食はとても質素。就寝前に消化活動が終了し、ぐっすり眠れるという、理にかなったものなのだ。

夕食を抜くと「オレキシン」が活発化、食欲が増し、眠れなくなってしまう

KEYWORD ▷ オレキシン

空腹は睡眠不足を招き、反動からドカ食いする危険性も！

58ページで解説したように、空腹の時間が長くなれば体内時計のリセット力は高くなる。では、夕食を抜いたらどうなるか。ダイエットのために夜は何も食べないという人もいるだろうが、空腹で眠れなくなり、その反動で夜中に目が覚めて暴食してしまうということもあるのでは？　こうした現象に大きく影響していると考えられるのが、「オレキシン」と呼ばれる脳内物質だ。

オレキシンは覚醒を維持する働きを持つが、名前の由来がギリシャ語で食欲を意味する「オレキシス」にあることからわかるように、摂食行動とも深い関係を持つ。絶食すると分泌が促進され、食欲が増大するうえに覚醒して眠れなくなる可能性が高い。熟睡するためには、きちんと夕食を摂り、オレキシンの分泌を抑えることが大切なのだ。

「オレキシン」は睡眠と覚醒の切り替えスイッチ

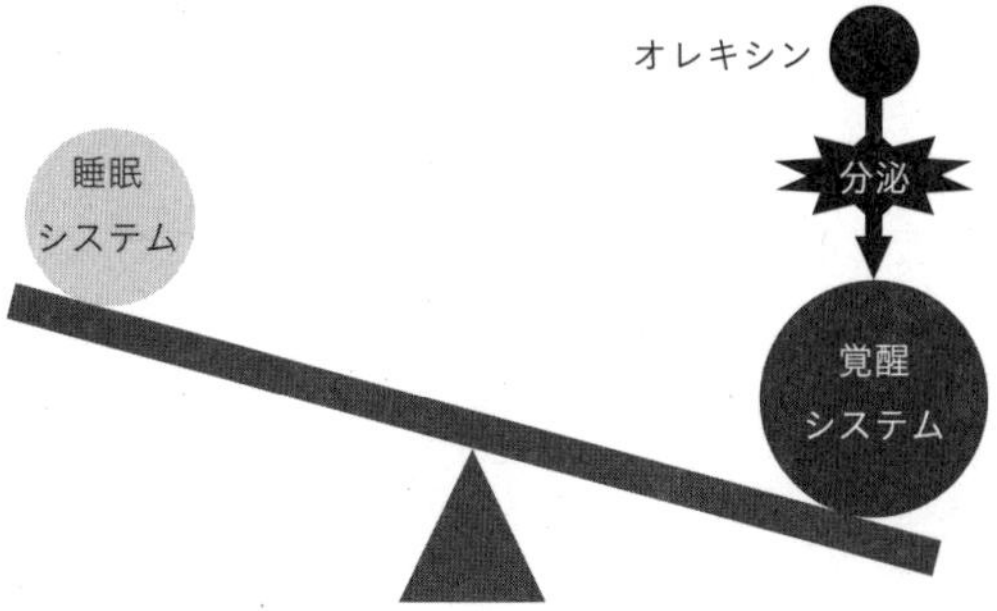

夕食を食べずに寝ると、オレキシンがたくさん分泌され、覚醒して眠れなくなってしまう。

さらに、オレキシンは交感神経の活動を活発にし、体温上昇を引き起こす。夕食を抜けば、オレキシンの分泌が増えることで食欲が増すと同時に体温があがり眠れなくなることに加え、交感神経の高まりから自律神経を乱してしまう。その結果、あらゆる不調を呼び起こすことになってしまうのだ。

睡眠
知っ得MEMO

消化に時間がかかる揚げ物類は夕食では避けるべき

質のよい睡眠のためには夕食はきちんと摂るべきだが、その中身には注意したい。脂肪が少なく、消化にいいメニューがおすすめ。揚げ物など消化に時間がかかるものを食べたい場合は、就寝の４時間前までに摂ることを心がけたい。

ランチは副菜やおかずの多い定食をワンプレートメニューは午後の眠気を呼ぶ

KEYWORD ▷ 血糖値の乱高下

ランチは食べる順番を守り、軽めを心がけて午後もシャッキリ

おいしいランチはビジネスパーソンにとって何よりの楽しみ。あれもこれもと食べたくなってしまうが、ここでメニュー選びを間違えると、食後に激しい眠気に襲われ午後の仕事に支障をきたすことになりかねない。

午後の眠気防止におすすめなのは野菜の副菜に、肉や魚などのおかず、穀物と汁物がセットの定食だ。丼物やカレーライスなど、ワンプレートメニューはどうしても食後の眠気を誘いやすい。なぜなら炭水化物が多くなりがちで、血糖値の急激な上昇を招くから。すると膵臓《すいぞう》からインスリンが分泌されて血糖値を下げるが、たくさん食べれば、それだけ早く上昇し、その分、下降のスピードも速くなる。この血糖値の乱高下が眠気や集中力の低下につながるのだ。たとえ定食でも大盛りにしたり、ご飯をお代わりしたりすれば、血糖値を

上昇させて眠気を誘うことになる。

食べ方にも工夫が必要だ。サラダや煮物など、食物繊維が豊富な副菜を先に食べ、次にたんぱく質中心のおかず、そしてご飯やパンなどの炭水化物類、といった順番で食べることがポイント。この順番を守るだけで、血糖値の上昇をゆるやかにすることができる。

ランチはかけうどんより唐揚げ定食がいい!?

かけうどん		唐揚げ定食	
血糖値の動き		**血糖値の動き**	
空腹時	130mg/dl	空腹時	130mg/dl
食後 30 分	220mg/dl	食後 30 分	185mg/dl
食後 2 時間	155mg/dl	食後 2 時間	156mg/dl

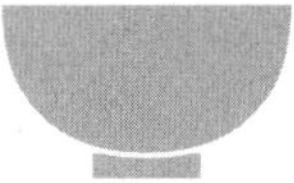

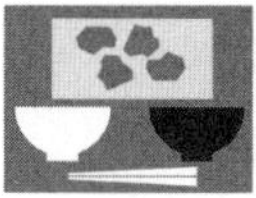

唐揚げ定食はかけうどんと比べて食後 30 分の血糖値が 35 ポイント低い！
食べる順番を工夫すれば、さらに低血糖が抑えられる可能性も。

睡眠 知っ得MEMO

ランチを抜いても午後２時頃には人は眠くなる

アメリカ、スタンフォード大学は、「生物的にランチは午後に眠くなる要因ではない」という研究結果を得ている。体内リズムに照らし合わせると、午後２時頃が覚醒レベルの低下しやすい時間帯のため、眠くなるのだという。

午後の眠気とやる気の減退は3つのランチパターンで攻略しよう！

KEYWORD ▷ 目的に合わせたランチ選び

パフォーマンスアップのカギはランチメニュー選びにある！

午後の眠気を防ぎ、仕事の効率をあげるカギはランチメニューにあると言っても過言ではない。気が向いた店に入り、その日のおすすめメニューを選んでしまうという人は、睡眠改善インストラクターの西川ユカコ氏が推奨する目的別ランチ選択方法が役に立つ。

まずひとつ目が、好きな人と親交を深めるための「オキシトシン・ランチ」だ。オキシトシンは、喜びやうれしさを感じることで分泌され、自動的にセロトニンも増加させることがわかっている。相手に親愛の情を感じることでオキシトシンの増加が促されるが、ここで気をつけたいのが、炭水化物の摂りすぎと体温を上昇させるメニューは避けること。大量の炭水化物は血糖値を急上昇させ、体温があがれば下がるタイミングで眠気が襲ってくるからだ。和定食に代表されるような、お

戦略的に選ぶ３つのランチパターン

オキシトシン・ランチ

気の合う人に限定して、
親愛ホルモン「オキシトシン」
を放出するためのランチ。

パフォーマンス・ランチ

午後に重要な仕事がある日の
ランチ。空腹感がなく、
頭をクリアにするのが目的。

ご褒美ランチ

メニューも量も気にせずに
好きなものを食べるランチ。
週に１回を目安にすること。

かずで野菜やたんぱく質がしっかり摂れるメニューを選び、ご飯は少なめにすること。

２つ目は午後に勝負仕事や大事な業務が午後に控えている場合の「パフォーマンス・ランチ」は、とんかつやステーキなど、がっつりしたメニューを選びがちだが、実はこれらは消化のために胃腸に負担がかかるという難点がある。肝心なときに胃もたれするようなことがないように、肉なら鶏肉や脂の少ない赤身の肉、食物繊維の多いきのこ類や海藻などを選びたい。

最後が、普段がんばっている自分への「ご褒美ランチ」だ。１週間に１回は、好きなものを好きなだけ食べるという楽しみを作ることでランチにもメリハリが生まれるはず。いずれのランチもたんぱく質を多めにし、炭水化物を少なめにすることを忘れずに。

眠気覚ましの強い味方カフェインは夜の眠りを妨げる厄介者になることも!?

KEYWORD▽アデノシン、カフェイン

夜にしっかり眠りたいなら、カフェインの持続時間を把握する

眠気覚ましにコーヒーを飲む人は多い。コーヒーに含まれるカフェインの覚醒作用として眠気を抑制する働きがあるからだ。私たちが起きている間、脳内では「アデノシン」という化学物質が生み出される。このアデノシンが脳神経細胞を介して送った信号が脳内の睡眠を司る部分を刺激し、眠りを誘うといわれている。カフェインにはアデノシンの働きを妨げ、睡眠の誘発を防ぐ働きがあるのだ。

眠気覚ましの強い味方になるカフェインだが、注意したいのが、その持続時間だ。カフェインの効果は摂取してから30分でピークを迎え、その後、少しずつ薄れていくが、5~7時間すぎてもまだ半分は効果が残っている。たとえば、夕方6時頃にカフェインを摂れば、その効果は深夜まで持続するということになる。夕食のあと、くつろぐつもりで飲んだコー

カフェインは睡眠に影響を及ぼす

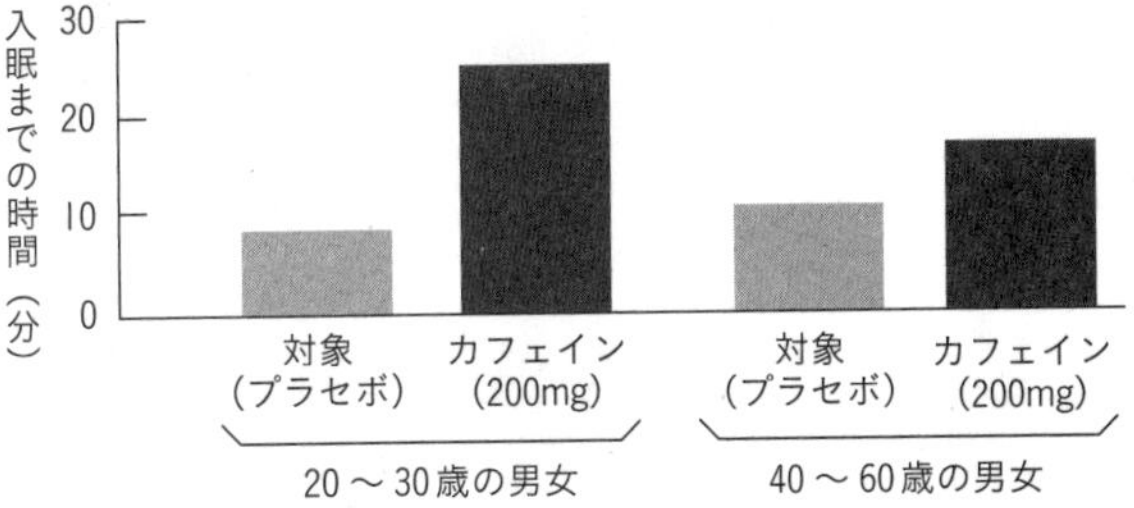

カフェインは摂取後約30分で血中濃度がピークに達し、健康な人では半減するのに約5〜7時間かかるといわれている。カフェイン入りの飲料と、薬と思わせたプラセボ飲料を飲ませた実験では、カフェイン入りのほうが入眠までの時間がかかった。

ヒーが睡眠を妨げるという結果にもなりかねないのだ。

カフェインはコーヒーやお茶以外、カカオ含有率が多いチョコレートやココアパウダーなどにも含まれている。寝つきが悪い、眠りが浅いと感じる人はカフェインの摂りすぎに原因があるかもしれない。

睡眠 知っ得MEMO

コップ1杯の水が脳の水分を補給して体を目覚めさせる

人間は睡眠中に大量の汗をかくため、起きたときには軽い脱水状態に陥っている。なかなか目が覚めないのは実は水分不足が原因。特に脳は水分を欲しているので、朝はコーヒーではなくコップ1杯の水を飲む習慣をつけよう。

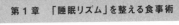

カフェイン効果は10時間続くことも！摂取のタイムリミットは午後2時

KEYWORD ▽ カフェイン摂取のタイムリミット

夕方に飲んだ1杯のコーヒーが睡眠を妨げることもある!?

カフェインの覚醒効果は人によってまちまちだ。一般的には5～7時間といわれるが、カフェインの耐性には個人差があるため、人によっては10時間続くこともある。眠れなくなるからという理由で寝る前のコーヒーやお茶を避ける人もいるだろうが、実は夕方に飲んでも同じことが起こるのだ。

だから、コーヒーやお茶、さらに栄養ドリンクなど、カフェインを含む飲み物を摂る際は就寝時間から逆算することが必要だ。たとえば、夜11時に寝る場合には、9時間前の午後2時頃がタイムリミットということになる。コーヒーを飲むことをやめたら、夜の早い時間に眠気が訪れるようになり、熟睡できるようになったという例もある。

また、カフェインの摂りすぎは、夜眠れなくなる以外に、飲まないと不安になるといっ

カフェインを多く含む飲み物

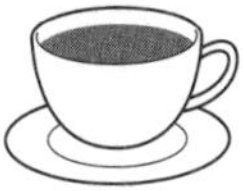

100mlあたりのカフェイン量	
玉露	160mg
栄養ドリンク	50 ～ 70mg
コーヒー	60mg
紅茶	30mg
煎茶	20mg
ほうじ茶	20mg
ウーロン茶	20mg
コーラ	10mg
ココア	8mg

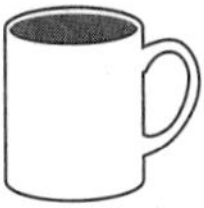

た中毒症状を引き起こしたり、めまいや吐き気、下痢などを起こしたりすることもまれにある。

眠気覚ましの栄養ドリンクにもコーヒー1杯分のカフェインが含まれているので、エナジードリンクを常飲している人は飲みすぎないよう注意が必要だ。

睡眠
知っ得MEMO

コーヒーのカフェイン量は紅茶やココアの２倍

WHO（世界保健機関）が推奨する1日のカフェイン摂取量は300mg以内。コーヒー100mlのカフェイン量は60mgで、マグカップ1杯が200 ～ 250mlであることを考えると、1日２杯が適量。紅茶は30mg、ココアは8mgでコーヒーの半分以下だ。

お菓子の代わりにホエイプロテインで小腹を満たし、たんぱく質も補給する！

KEYWORD▽ホエイプロテイン

仕事中にお菓子を食べると眠気やだるさに襲われることも

仕事で疲れたときは甘いもので糖分補給、と思われがちだが、デスクワークなど頭脳労働で糖分が不足することはない。むしろ、お菓子に含まれる炭水化物と砂糖が血糖値をあげ、眠気やだるさを誘うなど、マイナスのほうが大きい。甘いものがないと寂しいという人には「ホエイプロテイン」がおすすめ。ホエイプロテインとは牛乳由来のたんぱく質で、ミネラルや水溶性ビタミンを多く含む、いわば健康食品。淡白で飲みやすいので、牛乳や無糖のヨーグルトなどと合わせやすく、一緒に摂れば満足感もしっかり得られる。しかも、胃もたれしないため、午後の仕事に影響することもない。

たんぱく質を気軽に摂取できるのも、ホエイプロテインのメリットのひとつ。厚生労働省が定めている成人（18～64歳）の1日のた

ホエイプロテインの栄養価

1食分30gあたり			
エネルギー	116kcal	ビタミンB_2	1.9mg
たんぱく質	22.6g	ビタミンB_6	1.5mg
脂質	1.4g	ビタミンB_{12}	6.3μg
炭水化物	3.3g	葉酸	330μg
食塩相当量	0.2g	パントテン酸	5.0mg
ビタミンB_1	1.6mg	ナイアシン	25.2mg

さまざまな栄養素が入っているので、
普段の食事にたんぱく質が不足している方にもおすすめ。

んぱく質推奨摂取量（２０２０年度）は男性65ｇ、女性50ｇとなっているが、これを肉で摂取しようとすると、なんと４５０ｇにもなり、とても簡単に摂れる量ではない。ホエイプロテインはその補給にも役立つ。72ページで解説したパフォーマンス・ランチに取り入れれば、午後のやる気をサポートしてくれる。

睡眠 知っ得MEMO

たんぱく質を補うホエイプロテインはウイルス対策にも◎

ウイルスを撃退するには免疫力をつけることが大切。ホエイプロテインは免疫細胞の活動をサポートする役割も果たしてくれる。風邪やインフルエンザはもちろん、新型コロナウイルス対策にもホエイプロテインが力を発揮する！

飲酒には睡眠薬と同じ危険がある！正しい飲み方と量をしっかり守ること

KEYWORD ▽ ギャバ、適量の飲酒

飲酒によって眠くなるのは、脳が麻痺していたからだった！

私たちの脳内には、ストレスをやわらげる働きを持つ「ギャバ（GABA）」という抑制性の神経伝達物質がある。鎮静型の睡眠薬は外部からギャバの働きを強めることで、睡眠導入効果を得るものだが、気をつけたいのが、睡眠薬の常飲は意識混濁や脱力、ふらつきなどの副作用もあるということだ。

実はアルコールにも睡眠薬と同じ危険性がある。適量の飲酒には入眠作用があり、リラックス効果も望めるが、その一方で、飲みすぎるとギャバに強い影響を与え、睡眠薬を服用したような症状を引き起こす。酔っ払って足元がふらつくのは、意識混濁に近い状態だといえよう。これは脳がアルコールで麻痺《まひ》することによる一種の昏睡《こんすい》のようなもの。アルコールが抜ければ覚醒するので、眠れない、あるいは浅い眠りになってしまう。

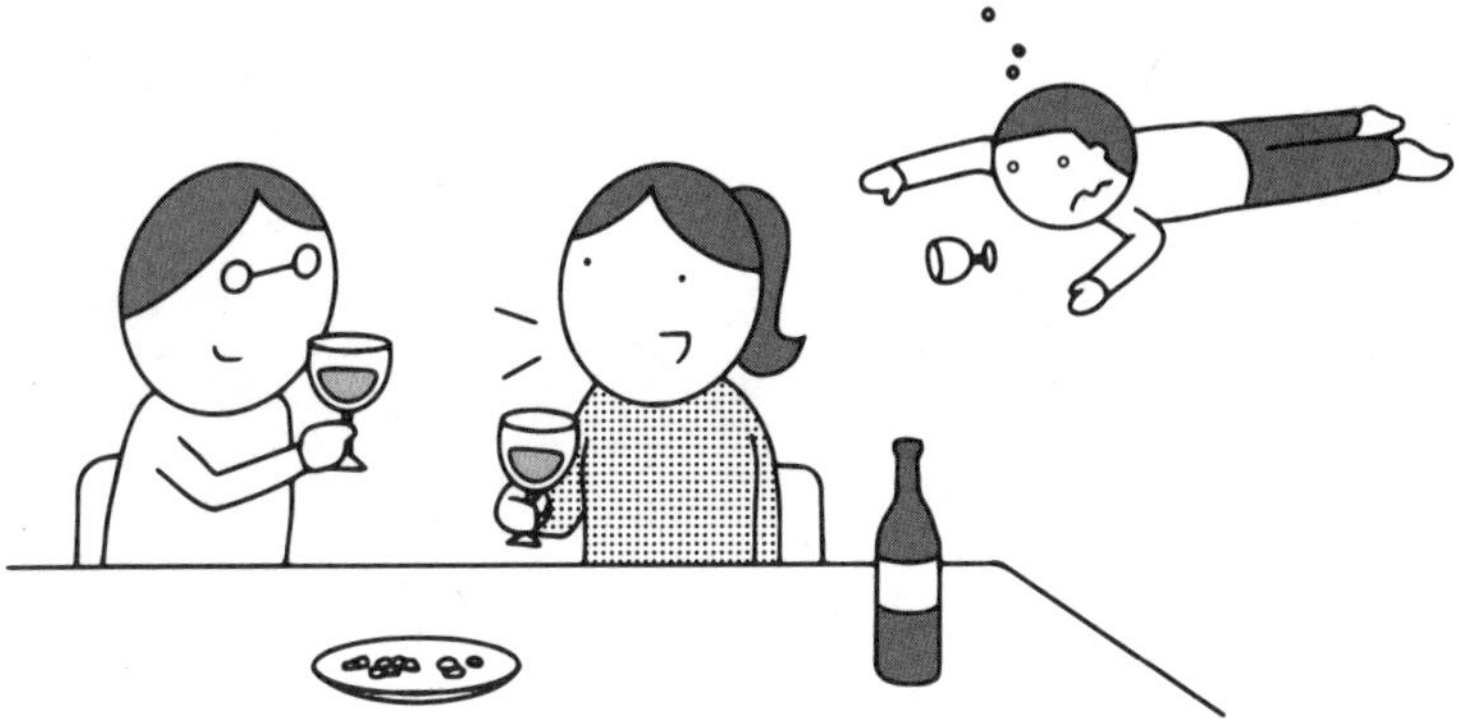

飲みすぎれば、深いノンレム睡眠に入ることもできず、脳と体に疲れを残したまま朝を迎えることになるのだ。適量の目安は体重にもよるが、ビール中びん1本（500㎖）、日本酒1合（180㎖）程度。それ以上になると酩酊《めいてい》状態に入り、眠りが妨げられ、翌日には二日酔いを引き起こす。

睡眠
知っ得MEMO

寝酒を続けると飲まないと眠れない依存症の危険あり

寝る前に飲むと、肝臓は睡眠中もアルコールの分解作業をすることになる。体の疲れは取れず、常飲すると、脳や体にどんどん疲労が蓄積していく。さらに眠るためにアルコールに頼るようになり、依存症につながる危険性があるのだ。

睡眠の質を落とし、依存症の危険も!?
寝酒には百害あって一利なし!

KEYWORD▽アセトアルデヒド、レム睡眠抑制因子

飲酒後に眠くなるときの脳は麻酔をかけられた状態と同じこと!?

仕事のあとの生ビールが何よりの楽しみという人は多い。リラックスしたり、仲間とワイワイ盛りあがったり、アルコールは生活に潤いを与えてくれる存在。ただし、就寝直前の飲酒、いわゆる寝酒は避けるべきだ。国際アルコール学会の報告によると、飲酒をすると短時間で眠りにつけるが、肝臓のアルコールの分解作業により眠りが浅くなるという。アルコールには覚醒を抑える作用があるため、ある程度酔っぱらうと眠くなるが、それは決して自然な眠りではない。アルコールを摂取して眠った人の脳波を調べると、軽い麻酔をかけられた状態に近いというのだ。

さらに、寝酒がレム睡眠抑制因子になることもわかっている。体内でアルコールが分解されると、「アセトアルデヒド」という物質が作られ、レム睡眠の大きな障害になるのが、

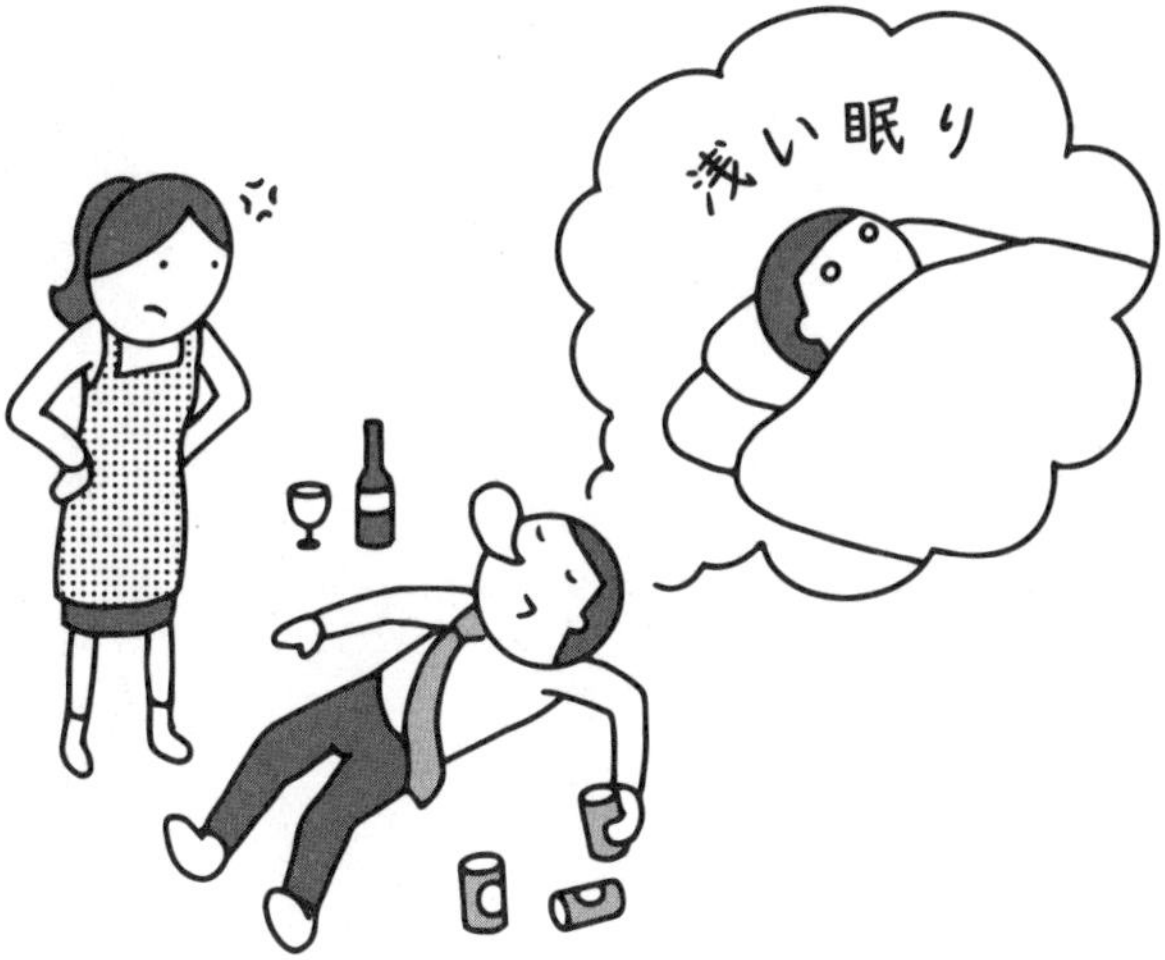

このアセトアルデヒドだ。34ページで解説した通り、レム睡眠は夢を見たり、記憶の定着や統合をしたりする役割を果たす。夢を見ない期間が長くなったり、処理できない記憶がたまったりすると、体はレム睡眠を欲するようになる。すると、起きている間も夢を見るようになり、それがアルコール依存症の症状のひとつ、妄想や幻覚につながっていくという、なんとも恐ろしい事実もある。

寝酒はもちろんだが、大量の飲酒にも気をつけなければならない。飲みすぎは睡眠時無呼吸症候群を悪化させることがわかっている。睡眠時無呼吸症候群は血管に負担をかけるため、脳血管疾患や心臓病のリスクを高めてしまう。最近はノンアルコール飲料も種類豊富に発売されているので、寝酒の代わりに試してみてはどうだろう。

ハーブティー&白湯のリラックス効果が副交感神経に働きかけ、自然な眠りを誘う

KEYWORD▽カモミールティー、白湯

カモミールティーに牛乳を加えれば安眠効果がグンとアップする!

寝酒をしないと寝つけないという人は、アルコールに代わる飲料を試してみてはどうだろう。おすすめはリラックス効果の高いハーブティーだ。ハーブティーの持つ豊かな香りが脳の自律神経に作用し、副交感神経の働きを促し気持ちをリラックスさせてくれる。

古くから病気の治療や消毒といった民間療法に用いられてきたハーブティーだが、中でもリラックス効果が高く、スムーズな眠りを誘うとして注目なのがカモミールティーだ。カモミールティーに豊富に含まれる成分「アピゲニン」に脳内の神経伝達物質ギャバと結合する性質があるため、神経系の活動がスムーズに鎮静化され、自然な眠りにつけるというわけだ。牛乳を加えてカモミールミルクティーにすれば、牛乳に含まれる「トリプトファン」がさらに安眠効果を高めてくれる。

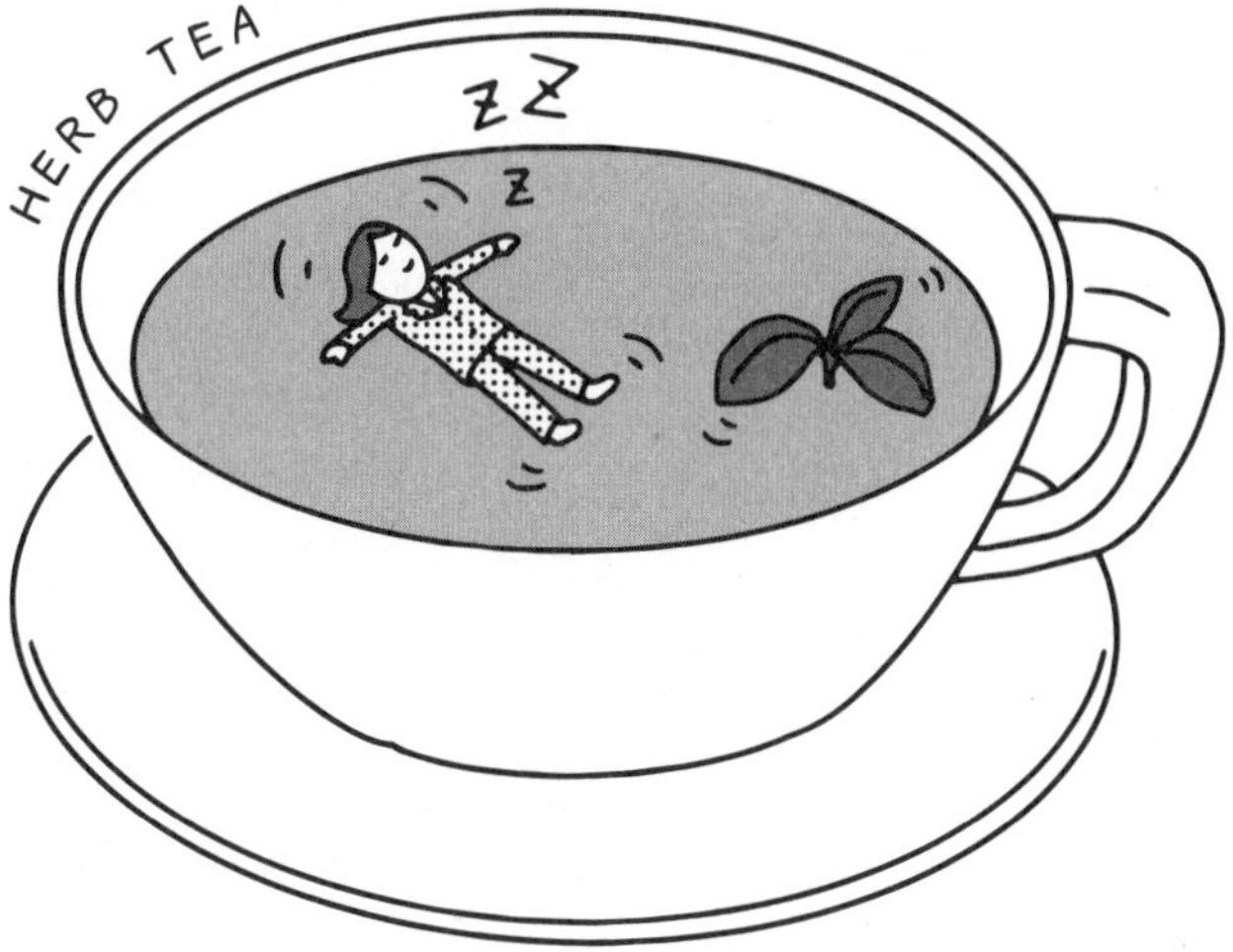

ホットドリンクで内臓を温めれば血流がよくなり寝つきの改善につながる。そこで、体温より少し高い温度の白湯も効果的だ。しょうが湯や葛湯も体を温めてくれるので、その日の気分に合わせて選んでみよう。いずれの飲み物もゆっくり時間をかけて飲むことで、効果も高まり、気持ちもリラックスできる。

睡眠
知っ得MEMO

眠りを助けるイミダペプチドはドリンク&サプリで

疲労を回復し眠りをサポートする「イミダペプチド」は鶏むね肉や、カツオやマグロの尾びれ近くの身に多く含まれるが、これだけで必要量を摂るのは少々困難。ドリンクやサプリメントなら手軽に必要量が摂取できる。

睡眠の名言

睡眠は興奮を抑えたり、
回復を促したりするのに重要だ。
僕は睡眠に関しては
確かに自分を
甘やかすようにしている。

カナダ・プロテニスプレーヤー

ミロシュ・ラオニッチ

第2章

継続は力なり！

「深い眠り」に導く運動術

体がクタクタになるまでスポーツや筋トレをすれば、夜ぐっすり眠れると思ったら大間違い！　実は過度な運動も睡眠の妨げになっていることも。日常生活に取り入れたい簡単でゆる〜く取り組める運動術を知っておこう。

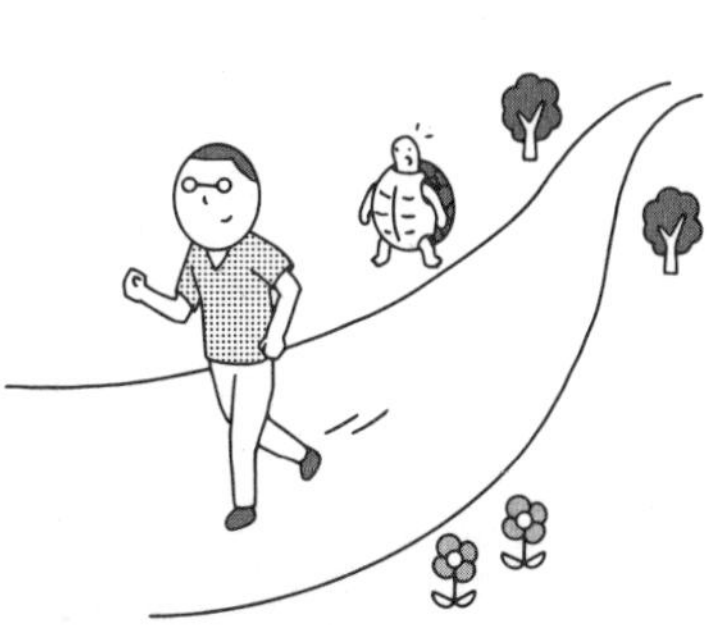

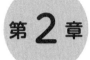

運動後のスッキリはランナーズハイ!?寝る数時間前の軽い運動が睡眠には◎

KEYWORD▽軽いウォーキングやストレッチ

激しい運動は交感神経を刺激し眠りを妨げる要因になる！

運動習慣のある人は、ない人に比べてよく眠れていると感じる傾向があるようだ。そう聞くと、ついついがんばってしまう人も多いかもしれないが、激しい運動はかえって逆効果。仕事帰りにフィットネスジムに通うという、一見健康そうに見えるライフスタイルも睡眠にはよくない場合がある。疲れているときは心拍数があがり息切れするような激しい運動は避けるべきだ。汗をかくと疲れが取れてスッキリするという人もいるだろうが、これは一時的なランナーズハイ状態に陥っているため、疲労が蓄積されているのに本人は気づかないだけという可能性もある。

激しい運動をすると疲労の原因となる「疲労因子」が発生し、これを解消しようと「疲労回復物質」が増加することは32ページで述べた通り。疲労回復物質の働きが追いつかな

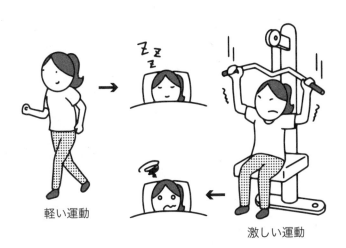

ければ、寝ても疲れが取れないという状態になってしまう。また、運動する時間帯にも注意が必要だ。運動は寝る2～3時間前までに終えること。直前の運動は交感神経を優位にし、逆に目が冴《さ》えることになってしまうからだ。

では、どんな運動をすればいいのか。おすすめは交感神経を刺激しない軽いウォーキングやストレッチ。特にストレッチは筋肉をほぐし、体をリラックスさせるとともに副交感神経を優位に働かせる効果がある。仕事中、思い切り伸びをすると気分がスッキリするのも同じ原理だ。ぐっすり眠るためには、寝る2～3時間前までにストレッチで体を伸ばし、気持ちをリラックスさせることがとても重要なのだ。次のページからは、体の緊張を解く「筋弛緩法《きんしかん》」をはじめ、睡眠に効果のあるさまざまなストレッチを紹介していこう。

いったん力を入れて抜くだけでOK 筋弛緩法はいつでもどこでも実践できる

KEYWORD▽筋弛緩法

目を閉じて体に意識を集中すれば リラックス効果はさらにアップ!

「筋弛緩法」とは、その言葉通り、体のさまざまな部位にいったん力を入れて緊張させ、一気に脱力する運動のこと。この2つの動きを繰り返すことで全身の力を抜き、緊張を解いていくという、医療の現場でも使われているリラックス法だ。椅子に座った状態でも、ベッドに横たわったままでも、やりやすい方法で大丈夫。ただし、食後は避け、次の3つのポイントに従って行おう。

①8割程度の力を入れる(5〜10秒)
②ストンと一気に力を抜く(10〜20秒)
③力を入れた状態と、力を抜いた状態をしっかり感じ取る。

行う際は目を閉じると余計な情報が入らなくなり、体の感覚に集中することができる。体がぽかぽかしてきたような感覚が得られれば、リラックスできている証拠だ。

全身の力を抜く「筋弛緩法」

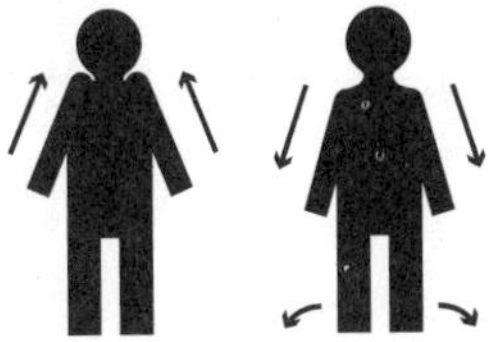

1

両肩を耳につけるように上に持ち上げ、脱力する。腕がダランとするイメージで。

2

こぶしを作ってひじを曲げ、脇を閉めながら両腕に力を入れ、脱力する。肩や頭がダランと下がり、背中が丸くなるイメージで。

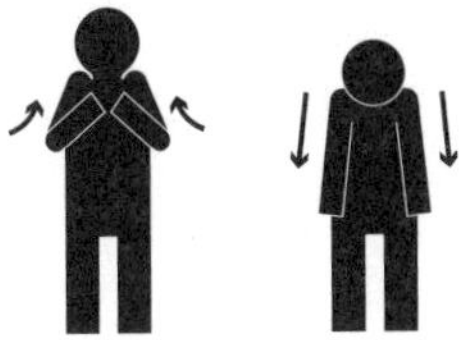

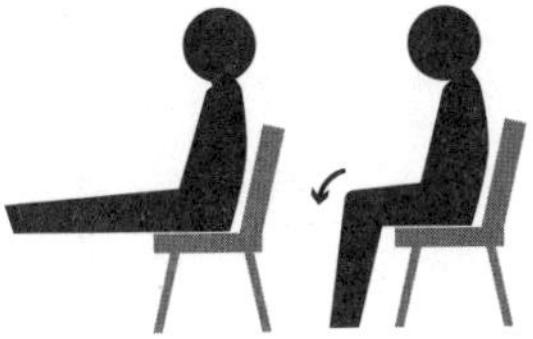

3

椅子に座り、両足を床と平行になるように上げ、つま先を天井に向ける。かかとを前に押し出すように、同時にお尻にも力を入れ、脱力する。

4

座ったまま両腕、両足、胸、首、顔、全身に力を入れ、脱力する。

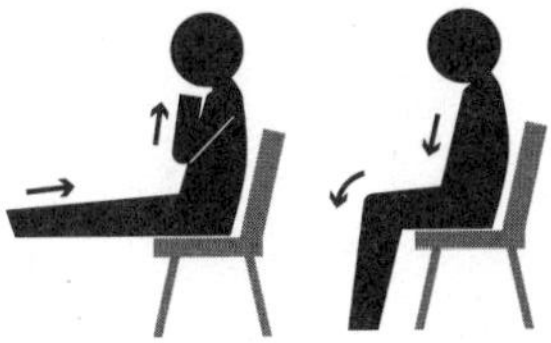

緊張が強い人は、手足や顔が温まるまで1～4を繰り返す。

体と気持ちをゆるっとほぐして快眠を誘う寝る前の簡単ストレッチ

KEYWORD ▽ 快眠ストレッチ

体を硬くする原因は日中のすごし方にあった!?

快眠を手に入れるためには「体をゆるめる」ことがとても大切。しかし、日中、同じ姿勢のまま長時間すごしていると、血行が悪くなり筋肉が硬くなってしまう。また、ストレスがたまると、交感神経が優位な状態になり、体は常に戦闘・防衛体勢におかれる。このことから緊張を解くことができないため、筋肉の動きがにぶくなるのだ。つまり、デスクワークなどで長時間同じ姿勢を強いられ、かつストレスフルな毎日を送っている私たちの体はゆるんでいるとはとてもいえない状態なのだ。

体をゆるめるために睡眠セラピストの松本美栄氏が推奨するのが、就寝前の「快眠ストレッチ」だ。硬くなりがちな全身の筋肉をほぐし、気持ちもリラックス、快眠へと導いてくれる。習慣化して、体をムリなく「お休みモード」に切り替えよう。

全身をゆるめて眠りへ誘う「快眠ストレッチ」

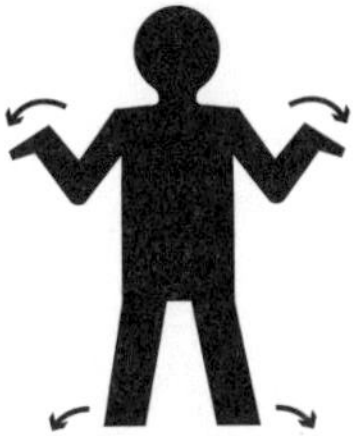

1

手足をぶらぶらさせ、全身の力を抜く。

2

首、手首、足首をそれぞれまわして血行をよくする。

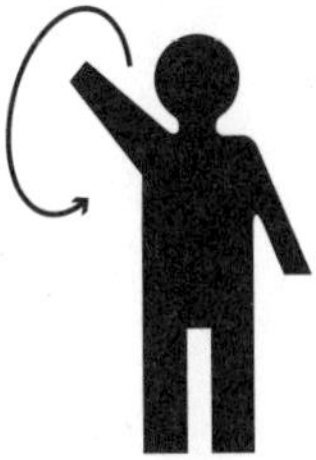

3

腕の重みで負担がかかる肩をまわし、疲れを取り除く。

4

腰は上半身の重みが集中する場所。寝転んで脚を上にあげたり、座って前屈したりして腰をよく伸ばす。

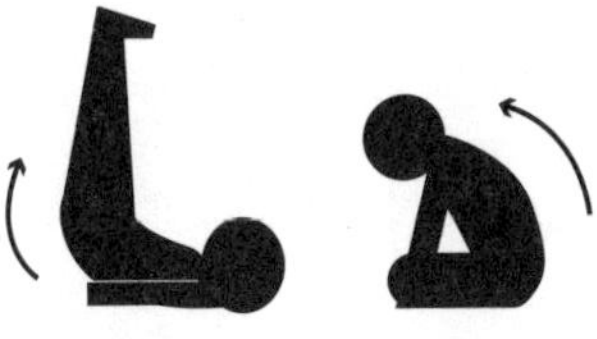

就寝2~3時間前の体をゆっくりほぐすヨガがベースの「ワニのポーズ」

KEYWORD▽ヨガの「ワニのポーズ」

背中と腰をゆっくりねじり気持ちよければ効果あり！

寝る前のハードな運動は交感神経を優位にさせ、睡眠の質を下げてしまうということは、88ページで述べた通り。就寝前は体をほぐす程度のストレッチにとどめておくのがベストだ。中でも睡眠改善インストラクターの西川ユカコ氏が推奨するのがヨガがベースの「ワニのポーズ」を簡単にしたストレッチ。ベッドの上でも実践できるので、ぜひ試してみたい。

やり方はとても簡単。バスタオルを敷いた床やベッドの上に仰向けになり、左図のように体をねじるだけ。背中と腰がねじれ、血行がよくなると同時に体の緊張がほぐれていくのが感じられるはず。気持ちいいと思えるところで、約10秒間ポーズをキープ。余裕があれば、曲げたひざを床に近づけるようにして腰をねじれば、さらに効果あり。その際、呼

全身がほぐれる「ワニのポーズ」

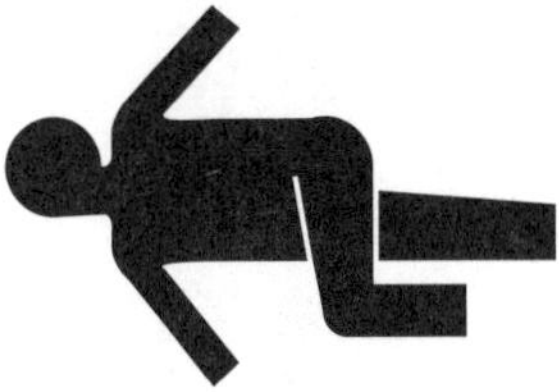

1
仰向けに寝転び、両腕を伸ばし、片ひざを立てる。

2
立てたひざを逆側に曲げ、顔はひざと反対側に向けて10秒キープする。

3
反対側のひざも同様に行う。ゆっくり深呼吸をしながら行い、眠くなったらポーズは数秒でOK。

吸は止めずに、吐くことを意識した鼻呼吸をゆっくり続けることを忘れずに。

立てた片ひざを曲げていくのが難しければ、最初から両ひざを曲げた状態で行ってもＯＫ。両方の肩が浮かないようにすれば、ストレッチ効果がより高まる。ただし、就寝３時間前までに終わらせるようにしよう。

睡眠 知っ得MEMO

完璧でなくても「気持ちいい」と感じればOK

体が硬くて、同じポーズが取れないという人もいるはず。最初は完璧にできなくても問題なし。「気持ちいい」と感じることができれば、それは一定の効果が得られた証拠。何度も行っているうちに体は少しずつやわらかくなるはず。

たった1分で姿勢をリセット！寝る前の快眠ストレッチで深い呼吸を

KEYWORD ▷ 三橋式快眠ストレッチ

姿勢をリセットせずに寝てしまうと呼吸が浅くなり快眠できなくなる

長時間のデスクワークは姿勢を悪くし、ストレスがかかると人は身を守ろうとして背中が丸くなってしまう。姿勢が悪いまま寝ると、胸が開かず呼吸が浅くなり、快眠できなくなってしまうのだ。そこで、快眠セラピストの三橋美穂氏が推奨する「三橋式快眠ストレッチ」で寝る前の姿勢をリセット。呼吸を深くし、睡眠中のリンパ液の流れや血行をよくしよう。

この快眠ストレッチは胸を開くことに加え、筋肉のこわばりを取り除き、寝返りを打ちやすくする効果がある。さらに、体液の流れをよくし、疲労を回復してくれるのだ。

時間がなかったり、疲れていて面倒だったりするときは、3番目の腕まわしを省略しても大丈夫。目を閉じてゆっくり深呼吸するだけでもリセット効果は十分得られる。ほんの1分でできるので、ぜひ毎日の習慣に。

バスタオルを使った「三橋式快眠ストレッチ」

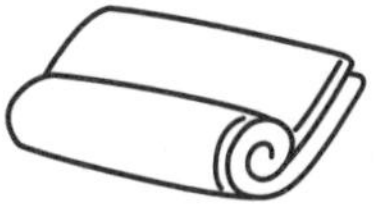

1

バスタオルを4つに折ってクルクルと丸め、高さ10cmほどの筒状にする。

2

仰向けに寝転び、バスタオルを背骨に沿うようにあて、頭は布団につける。

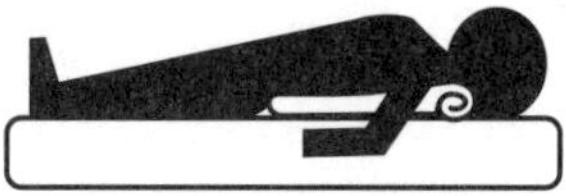

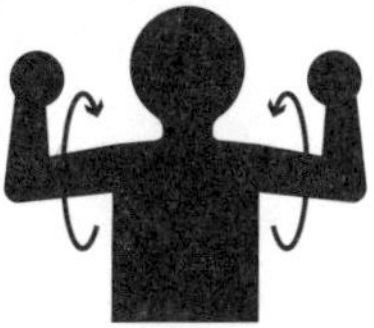

3

寝たままで両腕を横に伸ばしてひじを曲げ、20回軽い外まわしをする。

4

手のひらを上にして体の横に置き、目を閉じて深呼吸を10回行う。余裕があれば5分ほど行う。

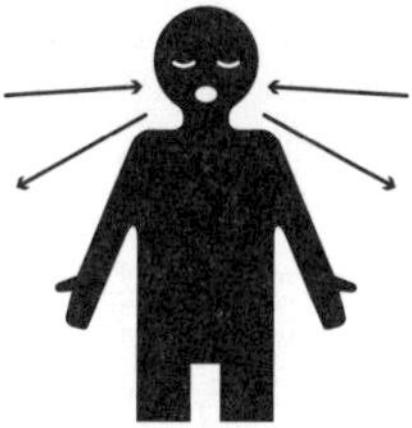

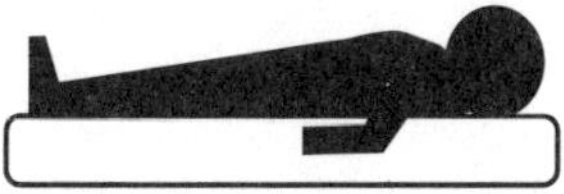

5

バスタオルを取り、背中が布団に沈み込むような感覚になり、リラックスできたらそのまま寝る。

歩くよりゆっくり、でも効果は2倍！体力がなくてもOKなスロージョギング

KEYWORD▽スロージョギング

時速3〜5㎞で1日30分 誰でもできる究極の簡単ランニング

高齢者を対象にした調査では、1日に30分以上、週5日以上の歩行や運動習慣がある人は睡眠の悩みが少ないということが判明した。快眠のためには、適度な運動が効果的ということ。ただし、体力に自信がないという人もいるだろう。そんな人は、快眠セラピストの三橋美穂氏が推奨する「スロージョギング」を試してほしい。スロージョギングは言葉通り、時速3〜5㎞という早歩きより遅いスピードでゆっくり走る有酸素運動で、体力がない人でも気軽にチャレンジできる。

準備運動が不要なスロージョギングは手軽にできるうえ、消費エネルギーはウォーキングの2倍。快眠効果に加え、ダイエットや生活習慣病の改善効果も期待できるというメリットもある。理想は30分以上続けることだが、連続して行うのが難しければ、10分ずつ

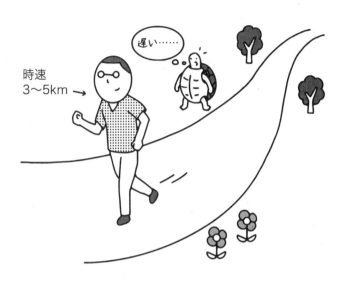

3回に分けて行う方法もある。継続することが重要なので、ムリせず、できる範囲で行うこと。体に衝撃を与えないため、シューズは大きさや形が足に合うもの、着地の衝撃を吸収できるものを選びたい。

夕方から就寝2〜3時間前のスロージョギングで体温をあげ、快眠を手に入れよう。

睡眠 知っ得MEMO

歩き方を変えれば、ムリせず、たくさん歩ける！

歩くためのまとまった時間が取れないという人でも、通勤や買い物などのタイミングで、こまめに歩くようにすれば意外に歩数は稼げる。その際、早歩きを意識すれば、筋肉への刺激を増やすことができるので一石二鳥だ。

1日たった6回のスクワットでOK！快眠への第1歩は筋力トレーニングから

KEYWORD ▽ 6回のスクワット

少ない回数で全身の筋肉に◎ スクワットは簡単で効果バツグン！

運動習慣のある人は睡眠改善がスムーズに進むと指摘するのは、睡眠セラピストの松本美栄氏だ。とはいえ、普段運動をしていない人がいきなりジムに通ったり、激しいトレーニングをはじめたりするのは、あまり現実的ではない。そこで、松本氏は運動習慣のない人に対して、毎日6回のスクワットを指導している。スクワットは、ふくらはぎをはじめとした脚の筋肉はもちろん、腹筋や背筋、体幹をフルに使うトレーニング。ふくらはぎは全身に血液を巡らせるポンプの役割を果たしている。スクワットをしてふくらはぎを鍛えれば血流が促され、疲れやだるさの改善が期待できる。その結果、寝つきもよくなるというわけだ。

6回では少ないと感じる人もいるかもしれないが、正しいやり方を守れば効果は十分期待できる。ポイントは、ゆっくりしゃがみ、ゆっくり立ち上がること。しゃがむ際に、ひざがつま先より前に出ると効果が半減するうえにひざを痛める可能性があるので注意しよう。体が慣れて、６回ではもの足りないと感じても一気に回数を増やさず、朝晩６回ずつ行うなどして少しずつ増やしていこう。

正しいスクワットのポイント

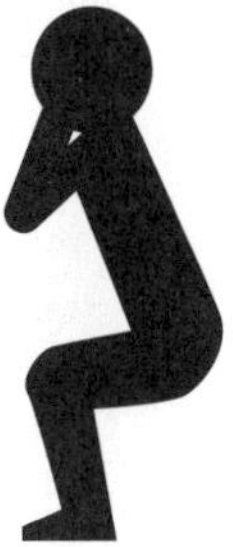

1 足は肩幅か、肩幅より少し広いくらいに開く。ひざをつま先より前に出さない。

2 猫背になったり、腰を反らさないように注意する。両手は頭の後ろで軽く組む。

3 息を吸いながらひざが90°くらいになるまでゆっくりしゃがむ。

4 息を吐きながらゆっくりもとの姿勢に戻す。呼吸を止めないで行うのがポイント。

睡眠 知っ得MEMO

日々の習慣とセットにすれば、運動も続けられる

たとえ６回のスクワットでも続けるのは大変だという人は、入浴や歯磨きなど、毎日することとセットにして習慣化してはどうだろう。たとえば、「歯磨きをする前にスクワットをする」などルールを決めれば長続きするはずだ。

時間がない人は片足立ちをしてみよう「ながら運動」でふくらはぎトレーニング

KEYWORD▽片足立ち、大股で早歩き

運動量をグンとアップさせる片足立ちで1分間キープ

忙しくて運動する時間もないという人におすすめなのが「ながら運動」だ。それが片足立ちをすること。それだけ？　と思ったら大間違い。片足立ちは両足立ちに比べて2・25倍の負荷がかかり、1分間×3回の片足立ちを左右それぞれ行うことで、なんと1日53分歩いたことと同じ運動量になるのだ。

信号待ちをしているときに片足で立ってみたり、階段はつま先だけでのぼるようにしたりするだけで、ふくらはぎに負荷がかかり、十分な筋肉トレーニングになるのだ。同時に体幹も鍛えられる。朝なんとなく疲れが残っている、頭がぼんやりとしていると感じている人は、日常生活の中に、「ながら運動」を取り入れてみよう。

さらに、普段の歩行を少し変えるだけでも十分な運動になる。歩幅の広い大股で早歩き、

血流がアップするふくらはぎの構造

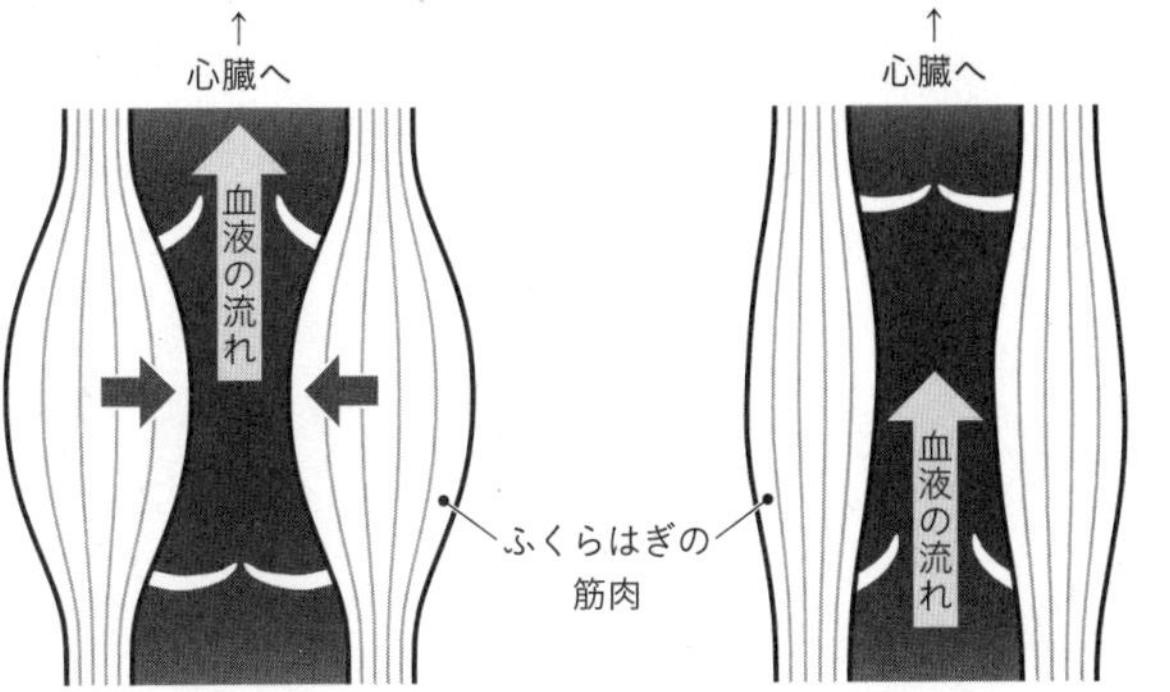

この2つを意識するだけで、いつもより運動量がアップするうえに、股関節の動きがよくなり血流の改善につながるのだ。歩く姿勢にも気をつけよう。背すじを伸ばして、胸から前に行くような意識で歩くことがポイント。早歩きは時間の短縮につながり、気持ちに余裕を生み出す効果もある。

睡眠知っ得MEMO

日常生活に片足立ちを取り入れよう

電車内で立っているときや椅子から立ち上がったり、靴下を履いたりするときなど、日常生活の中で「片足立ち」のチャンスは多い。ただし、バランスを崩して転倒することのないよう、つかまるところを確保することを忘れずに。

簡単なのに大きな効果が実感できる いつでもどこでもぐるぐる肩まわし！

KEYWORD ▽ 前後20回ずつの肩まわし

何気なく行っている肩まわしを少しだけの工夫で大きな効果を得る

パソコン作業など、長時間のデスクワークをしたあと、肩をまわしてこりをほぐす人は多い。肩甲骨まわりのこわばりを取り、スッキリさせてくれるこの肩まわしだが、快眠セラピストの三橋美穂氏によると、両手の指先を肩につけ、ひじを大きくまわすようにすると、より効果があがるというのだ。

両手の指先を肩につけ、そのままひじを後ろ側に大きくまわすようにする。肩だけをまわすより可動域が広がり、こり固まっている肩まわりの多くの筋肉を動かすことができる。胸を開くようなイメージで行うと、正しいフォームで実践できる。

後ろと前にそれぞれ20回ずつまわすと、こわばっていた筋肉がほぐされ、血流が促されるため、肩から背中にかけてぽかぽかと温かくなってくるのが感じられる。ただし、即効

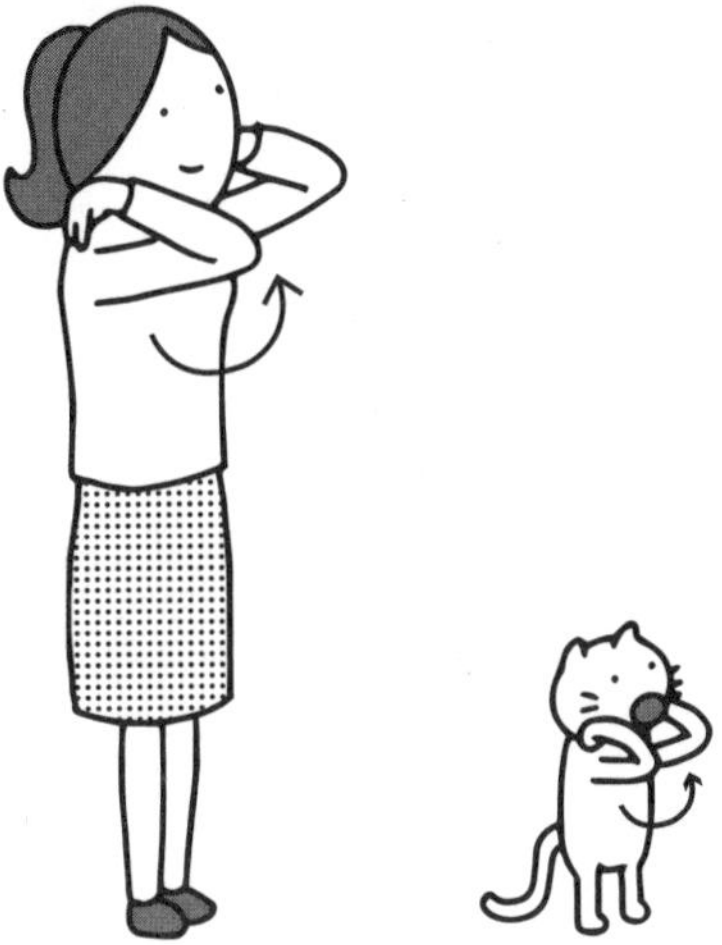

性があるだけに、日頃から肩こりのひどい人、強いこわばりを感じる人がいきなり大きくまわすと、肩まわりの筋肉を痛める恐れもある。様子を見ながら、可動域＆力加減を調整しよう。仕事の合間など、肩がこったなと感じたら、その場ですぐにできるので、デスクワークの人にもおすすめだ。

睡眠
知っ得MEMO

**肩を上にあげて
ストンと落とせば
同じ効果が得られる**

肩がこりすぎてまわすのもツラいというときは、肩を上下に動かすだけでもOK。両肩を最大限の高さまであげたら、一気に力を抜きストンと落とす、これを４～５回繰り返すだけ。こりが取れたら、次は肩まわしに挑戦しよう。

体が硬い人でもポーズをキープできるタオルストレッチでこりを解消！

KEYWORD ▽ タオルストレッチ

簡単なのに効果バツグン！タオルはストレッチの強い味方

睡眠中の寝返りは体のゆがみを自分で補正するために必要なもの。ところが、肩甲骨まわりの筋肉がこっていると寝返りが打ちにくくなってしまう。体が硬くて、うまくほぐせないという人におすすめなのが、フェイスタオルを使ったストレッチ。タオルを持ったまま体の側面を伸ばしたり、肩甲骨を中心に寄せたり、さらに足の裏側を伸ばしたりして、体のあちこちをほぐすことができる。

タオルストレッチのメリットは、体が安定し、ポーズをキープしやすいこと。慣れてきたら、タオルを高くかかげたまま後ろを振り向くように腰から上をねじる動きも加えてみよう。これで背筋も鍛えられる。どの動きも勢いをつけず、深呼吸に合わせてゆっくり行うことがポイント。呼吸を止めると、筋肉が伸びなくなってしまうので気をつけよう。

肩甲骨まわりが伸びる「タオルストレッチ」

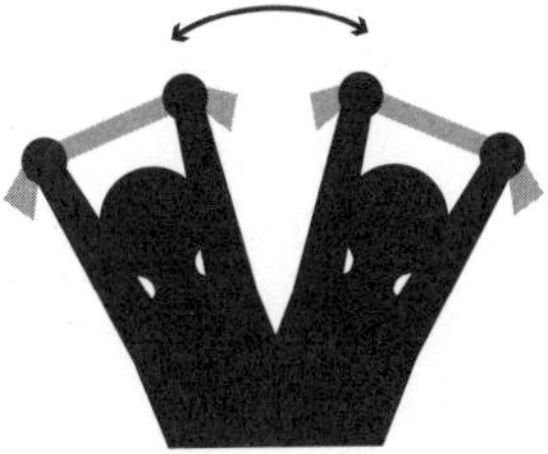

1

フェイスタオルを握り、足を肩幅くらいに開く。タオルを握ったまま両手を高くあげ、息を吐きながら体を左右にゆっくり倒す。

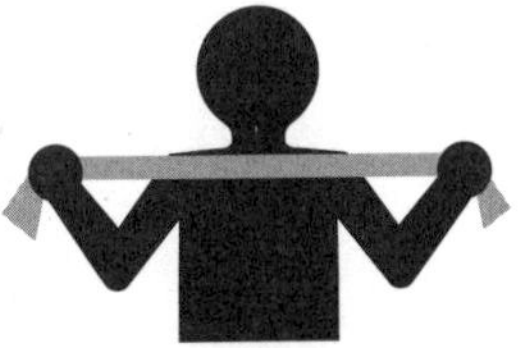

2

タオルの両端を持って両手をあげ、ひじを曲げて腕を背中側に下ろす。10秒ほど左右にタオルを引っ張る。

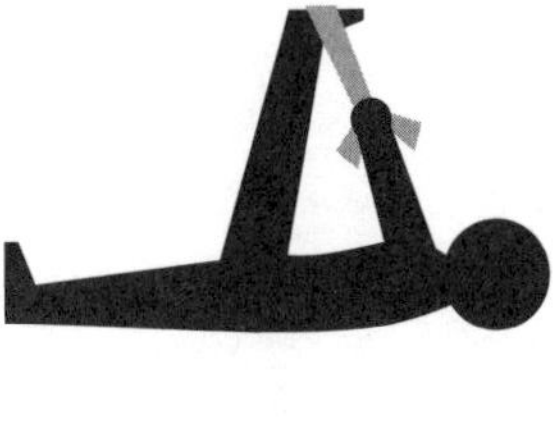

3

仰向けに寝転び、片足の土踏まずにタオルをかける。そのまま天井に向かってあげ、脚の裏側全体が伸びるように、体にタオルを引き寄せる。反対側も同様に行う。

バスタオルで作るストレッチポールで全身を気持ちよ～く伸ばそう！

KEYWORD ▽ バスタオル製のストレッチポール

バスタオル1枚でできるストレッチポールが大活躍！

スポーツジムなどでは、ストレッチポールと呼ばれる長さ約1ｍの細長い円筒の器具を使い、トレーニングを行うことがある。これに乗って体をゆらゆら動かすだけで、こっている部分がほぐれて、体のバランスを整えることができるというすぐれものなのだ。市販のストレッチポールはウレタン製など弾力のある素材でできているが、実は身近にあるもので代用できる。それがバスタオルだ。

まず大判のバスタオルを1枚用意し、仕上がりの長さが約1ｍになるように両サイドを内側に折ったあと手前から巻いていく。巻き終わったら輪ゴムで固定すればできあがり。太さは直径15㎝を目安に、もし足りなければさらにもう1枚バスタオルを巻くようにしよう。バスタオル製のストレッチポールは市販のものに比べてかなりやわらかいので、運動

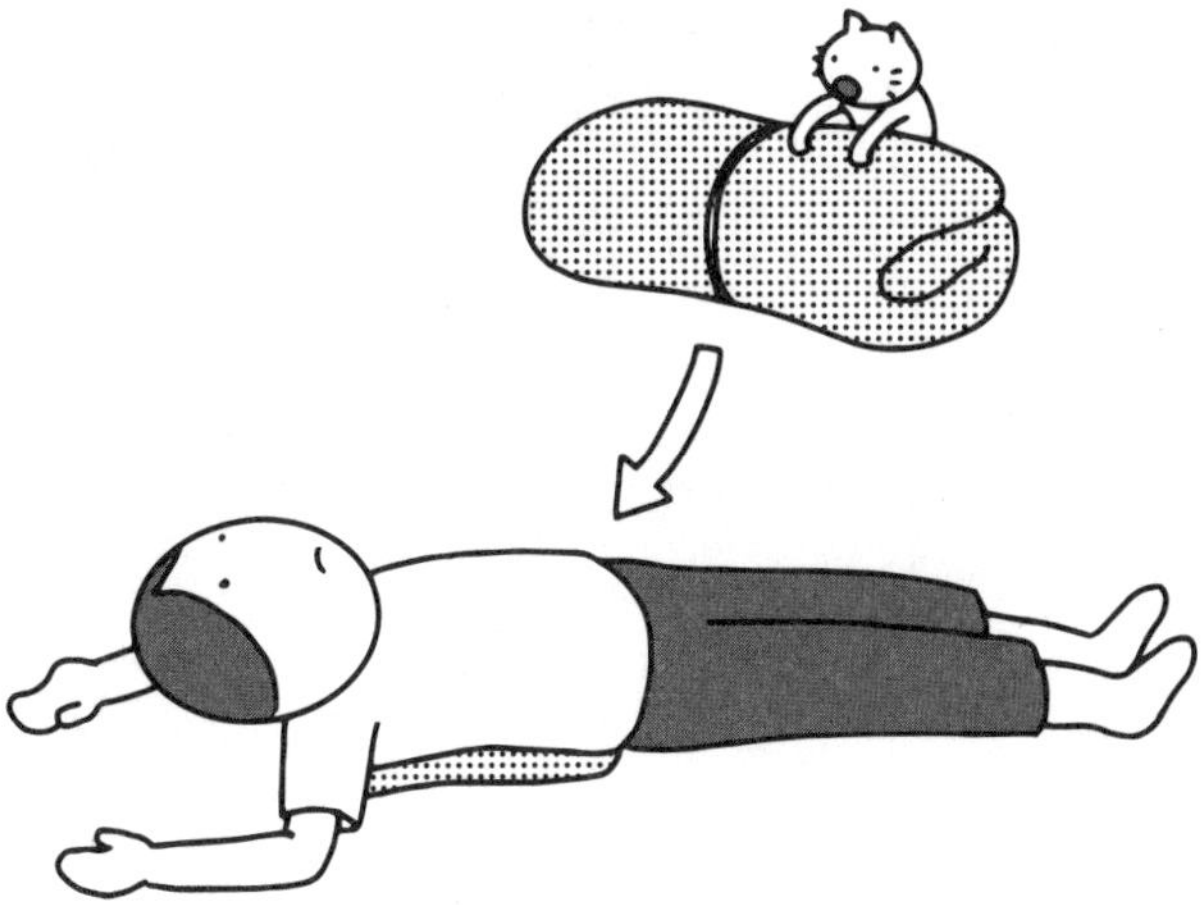

習慣がなく、背中が硬い人にはおすすめだ。
基本のストレッチは、このストレッチポールの上に背骨を沿わせるようにして体を置く。両手を頭の上に伸ばし仰向けに寝転ぶだけ。これだけで肩が後ろに引っ張られることになり、肩甲骨のストレッチにつながるのだ。重力で自然に胸が開くので、余分な力を入れる必要もない。この体勢でしばらく寝転んでいるだけでも効果は得られるが、余裕があれば、体を左右に軽く揺すってもいい。その際に気をつけたいのが、腰がストレッチポールから浮かないよう腹筋に力を入れること。そうしないと腰を痛める危険があるのだ。
さらに、うつ伏せになり太ももをストレッチポールで圧迫したり、太ももの裏（ハムストリング）に当てて転がしたりすれば、下半身のトレーニングにもなるので試してみよう。

なんとなく不調の原因は頭のこりかも!? 合間時間の頭蓋マッサージで解消しよう

KEYWORD▽頭蓋マッサージ

目安は「痛気持ちいい」感覚 側頭部や頭頂部をぐいぐい押す

長時間同じ姿勢を続けていると、肩や首がこるように、頭の筋肉もこるということを知っているだろうか。頭の筋肉は、肩や首、目のまわりの筋肉とも密接な関係があり、肩こりのある人や目を酷使している人は頭部に疲れがたまりやすいのだ。頭部がこったままにしておくと、さらなる不調や疲労を引き起こしかねない。頭が重い、なんとなくぼんやりすると感じたら、こりを悪化させないためにもすぐにほぐしてあげることが必要だ。

肩や首のこりをほぐして頭をスッキリさせる方法もあるが、それよりもっと即効性があるのが、頭蓋マッサージだ。やり方はとても簡単。自分の両手を使って側頭部や頭頂部を「痛気持ちいい」くらいの強さで押していくだけ。脳に老廃物がたまっている人は側頭部を押すと痛みを感じることがあるが、そのま

頭蓋の構造

頭蓋は、15種22個の骨から構成される。下顎骨を除く頭蓋骨は、縫合によって連結されている。この縫合をゆるめることで血流や脳脊髄液の循環を正常な動きにしてリラックスさせる。

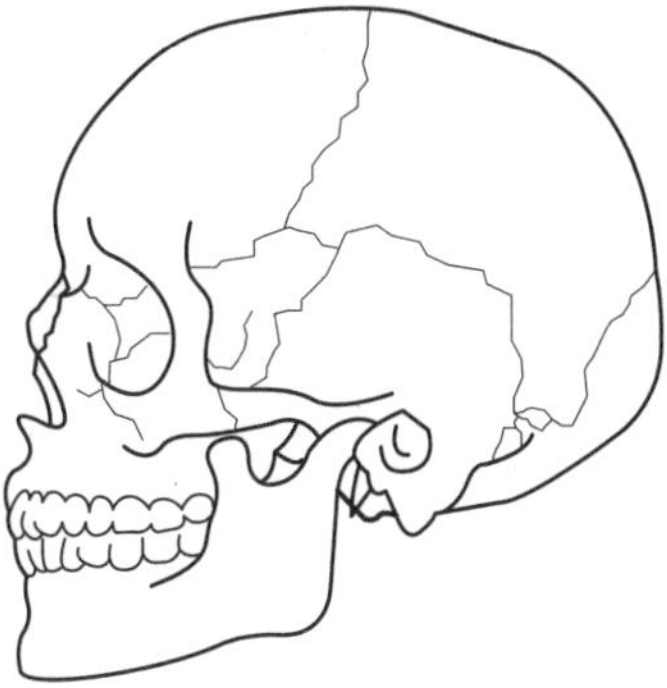

まにしておくと血行不良を起こしてしまうので、念入りにほぐそう。頭頂部はポンプを押すイメージで、力を入れたり抜いたりすることを繰り返しながらほぐしていこう。頭のこりはストレスや疲労のバロメーターともいわれるもの。なんとなく調子が悪いと感じたら、頭蓋マッサージで即効リカバリーを！

睡眠
知っ得MEMO

仕事の合間の5分マッサージで、頭も目もスッキリ！

頭蓋マッサージは５分もかからず、どこでも簡単にできるので、仕事の合間に眠気や疲れを感じたらぜひ試してほしい。重くなった頭がスッキリするのを実感できて眠気を撃退。疲れ目がパッチリ開くという効果も期待できる。

眼精疲労改善は「温める」が正解！蒸しタオルでじんわり温めよう

KEYWORD▽蒸しタオルでリラックス

蒸しタオルが脳の疲れを癒やしリラックスモードへと導く

パソコン作業を長時間続けていると、集中力が途切れ、頭が働かなくなってしまうという経験を持つ人は多いはず。実はこのとき、目の疲れが視神経から脳にまで及んでいるのだ。この目からくる視神経と脳の疲れのことを「眼精疲労」と呼ぶ。目は「露出した脳」といわれるほど、脳に与える影響の強い器官。視神経から眼球までは脳の一部といっていいほど密接につながっているのだ。

疲労に加え、パソコンが放つブルーライトによって、視神経と脳は興奮し切っている。深い眠りを手に入れるためには、脳の興奮を収め、視神経と脳の疲れを回復させなければいけない。そのために力を発揮するのが、目を温めて血流をよくすること。使用するのは、濡らして絞ったタオルを電子レンジで約1分加熱した「蒸しタオル」。これでまず、後頭

蒸しタオルでの温め方

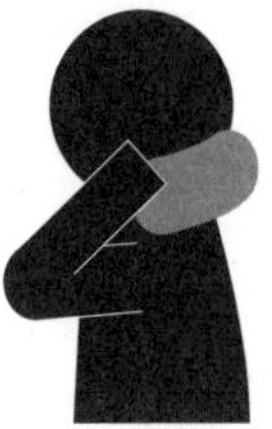

1
後頭部の生え際を温める。

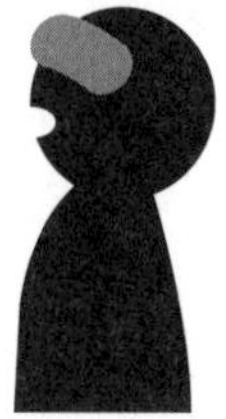

2
リラックスできたら、両目の上に蒸しタオルを置いて温める。

部の生え際を温める。気持ちよさを感じたら、次に蒸しタオルを両目の上に置いて温める。眼球からその奥の視神経までがじんわり温まっていくのが感じられるはず。

後頭部と目を温めると、血流がよくなると同時に、全身の緊張が解け、体はリラックスモードに切り替わる。すると、副交感神経が優位になり、脳波が心身ともにリラックスした状態のときに発するα（アルファ）波に変わっていくのだ。α波にはリラックス効果に加え、ストレスを軽減する効果があることもわかっている。仕事が終わって帰宅しても、なかなか気持ちの切り替えができないという人は、この蒸しタオルで強制的にスイッチをオフにするのもひとつの方法。蒸しタオルには血流をよくし、目の下のクマの除去にも効くといううれしい効果もある。

疲れをためず、早めに解消！自分でできる眼精疲労改善ツボ押し

KEYWORD ▽ 目のまわりのツボマッサージ

目のまわりをゆっくり押せば明るい世界が待っている！

眼精疲労の改善には目のまわりのツボマッサージが有効といわれている。蒸しタオルで温めたあとや入浴後など、血行がよくなり、リラックスしているタイミングで行うと、より効果が高まる。

ポイントは、手指の腹を使ってゆっくりと押すこと。このとき、爪は立てないよう注意しよう。「眼球と眼球の上の骨の間」のツボを軽く押すだけで痛みを感じたら、眼精疲労がたまっている証拠。力を抜く際は急に離さず、スーッと指の力を抜くようなイメージで。眼精疲労を起こしているときは、こめかみあたりに老廃物が詰まっていることが多い。その場合もこめかみを押すと痛みを感じることがあるため、やさしくゆっくり押すようにしよう。目のまわりは顔の中でも特に皮膚が薄いところなので、ツボ押しを行う際、強くこ

眼精疲労に効く３つのツボ

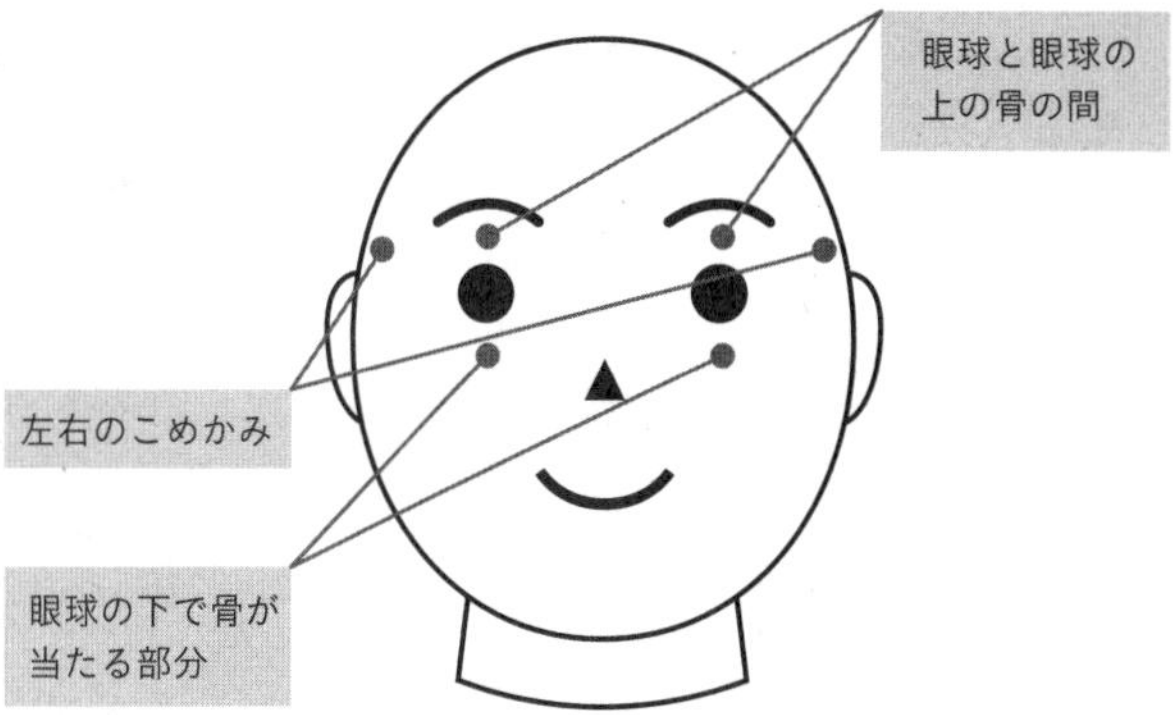

すらないように注意すること。

マッサージ後に目を開けた際、「部屋の中が明るくなった」と感じたら、それは効果があった証。眼精疲労がたまると、視界にかすみがかかったように見えることがある。眩《まぶ》しさを感じるくらいの明るさが実は正常な見え方だということを覚えておこう。

睡眠 知っ得MEMO

温めてから行えば より高い効果が 期待できる！

目のまわりを温めたあとのツボ押しはより効果的なので、蒸しタオルとセットで行うのがおすすめ。リラックス効果もより高まるはず。仕事の合間などに行う際は、市販のホットアイマスクなどを利用すれば、同様の効果が得られる。

口角を上げると脳が楽しいと勘違いし幸せホルモンのセロトニンが分泌される

KEYWORD ▽ 毎朝1分間の笑顔チャレンジ

朝起きて顔を洗うときには、前歯を出して笑顔を作ろう

人はうれしいときや楽しいときは笑顔になるが、心からそう思っていなくても口角を上げると、脳が「楽しい」と勘違いして幸せホルモン「セロトニン」を分泌するといわれる。つまり、楽しいから笑顔になるのではなく、笑顔を作るから楽しくなるということが脳科学的に証明されているのだ。

脳に疲労がたまっている人、ストレスで心身が疲弊している人は笑顔が少なくなりがちだ。また、老化が進むと人は表情が乏しくなっていく。笑顔の少ない生活を続けていると、笑うことすら難しくなってしまう。すると、表情筋が衰え、ますます笑顔を作ることが難しくなってしまうのだ。特にコロナ禍でマスク生活が続く中、表情が乏しくなっている人が増えているようだ。

脳疲労の解消のためにも、笑顔でいるのは

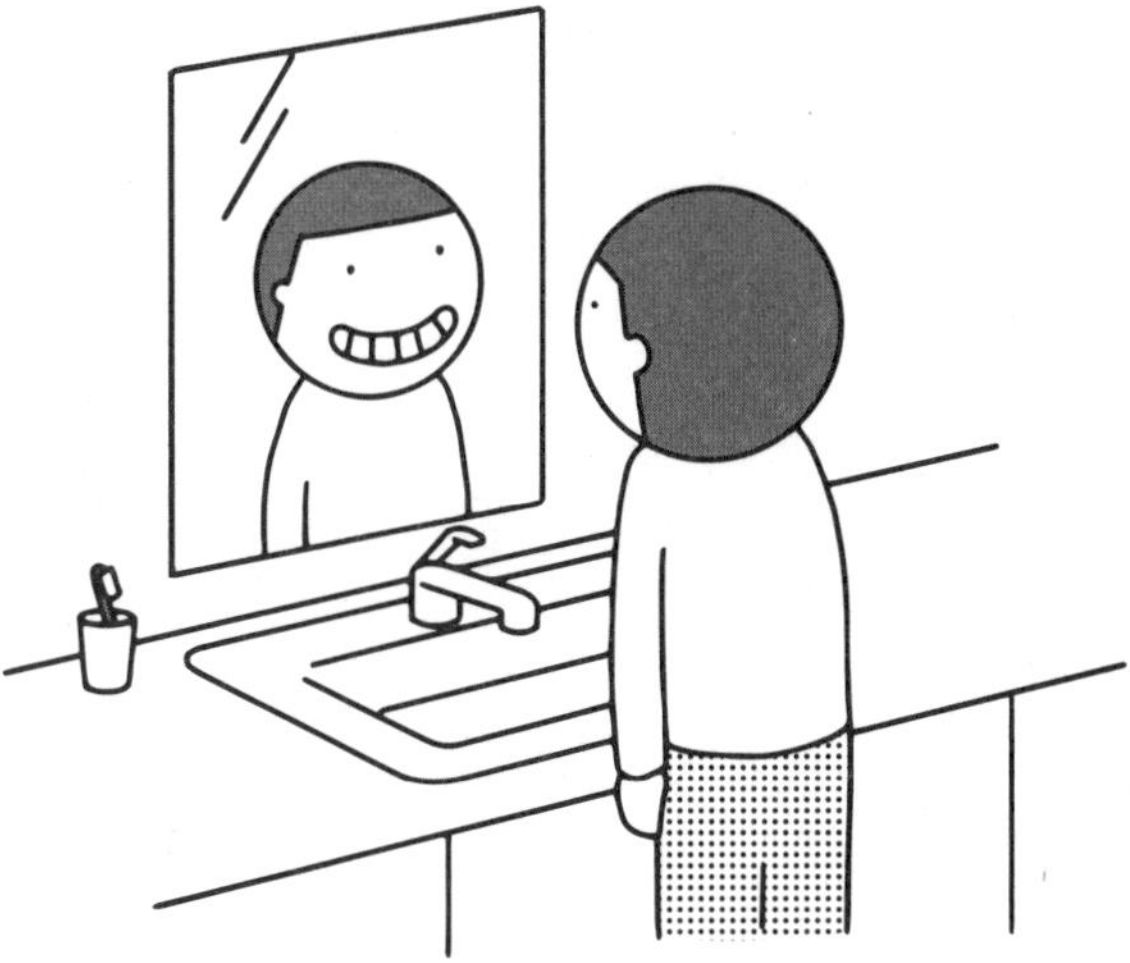

必要なことなのだ。ポイントは前歯が6本以上見える状態まで口角を上げること。自分の笑顔を鏡に映し確認してみよう。さらに、「いつもがんばってるね」「ステキ」など、肯定的な言葉をかければ、より幸福感が増していく。朝、起きて顔を洗う際、1分間笑顔を作れば、気持ちよく1日がはじめられる。

睡眠 知っ得MEMO

ジョブズを見習い、男性も照れずにレッツ笑顔！

アップルの創業者、故スティーブ・ジョブズは毎朝、鏡の中の自分と対話していたという。男性は女性に比べて鏡を見る機会が少ないため照れくさい気持ちがあるかもしれないが、朝、顔を洗うついでに１日１回、鏡に向かって笑顔を作ってみよう。

歩きながら腹筋を動かす腹式呼吸「三呼一吸法」でセロトニン増量！

KEYWORD ▽ 三呼一吸法、腹筋を動かす

鼻から吸って鼻から大きく吐く「気持ちいい」と感じたら◎

安定した呼吸は睡眠に欠かせない。そのため、さまざまな呼吸法が提唱されているが、中でもセロトニンの分泌を促す効果が高いと注目されているのが、「三呼一吸法」だ。僧侶の藤田霊斎氏が体系化した心身の鍛錬法「調和道」を引き継いだ村木弘昌医師が考案した、腹筋を動かす腹式呼吸である。その名の通り、「3回吐いて1回吸う」という呼吸法で、「フッフッ」と鼻から短く2回吐き、3回目の「フー」で息を吐き切ったら、鼻から大きく1回吸うことを繰り返す。この呼吸のリズムがセロトニンの分泌を促すのだ。

吐く際には「丹田」と呼ばれるヘソの少し下あたりを少しへこませるようにすることがポイント。ただし、力を入れすぎるとかえって血行が阻害されるので、「気持ちいい」と感じられるところでとどめよう。

腹筋を動かす「三呼一吸法」のやり方

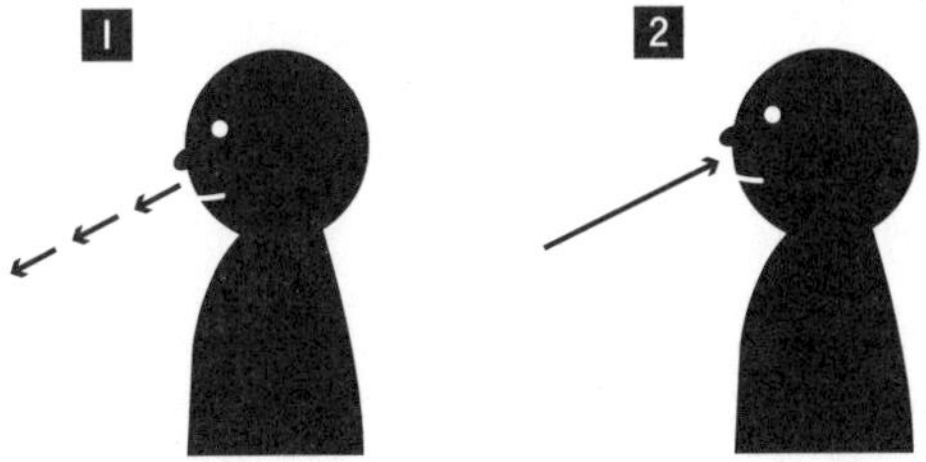

1 鼻から「フッフッフー」と3回息を吐く。

2 鼻から「スーッ」と息を吸う。

1、2 を5〜30分繰り返す。

この三呼一吸法はセロトニンの分泌を促すことに加え、交感神経と副交感神経のバランスを整える作用もある。精神的な安定を促し、眠りの質が改善されるのだ。呼吸法を行う目安は5〜30分。朝の通勤時に歩きながら行えば、歩行のリズム運動も加わり、より多くセロトニンが分泌される。

睡眠 知っ得MEMO

三呼一吸法と同じ効果が得られる鼻歌のススメ

普段何気なく口にしている鼻歌も実は腹式呼吸になる。通勤途中や移動中、さらに家事をしているときなど、歌ったりハミングしたりすることを５分以上継続すればセロトニンが分泌される。三呼一吸法同様の効果が得られるのだ。

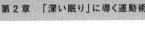

「4-7-8呼吸法」&「カウントダウン法」セットで行えば自然に眠くなる！

KEYWORD ▽ 4-7-8呼吸法、カウントダウン法

ゆっくり息を吐いてカウントダウン 最後まで数える前に眠気がくる

寝つきをよくする呼吸法はまだある。それがヨガで用いられている「4-7-8呼吸法」だ。鼻から息を吸いながら4つ数え、息を止めて7つ数えたら、8つ数えながら口からゆっくり息を吐き出す。これを自分が心地いいと感じるペースで4~10回繰り返す。息を吸うときは交感神経が優位になって体は緊張するが、吐くときは副交感神経の働きで力が抜けて体がゆるむ。そこで、吐く息を長くし、体をゆるめて眠りにつけるようにするのだ。

さらに、アメリカの催眠療法士が考案した「カウントダウン法」も効果的な入眠法だ。100からカウントダウンしていくというシンプルなもので、ゆっくりの呼吸で1カウントあたり3秒くらいのテンポで数えていく。途中どこまで数えたかわからなくなったら、もう一度からカウントダウンしてもいいし、

スムーズに入眠できる「4-7-8 呼吸法」のやり方

1 2 3

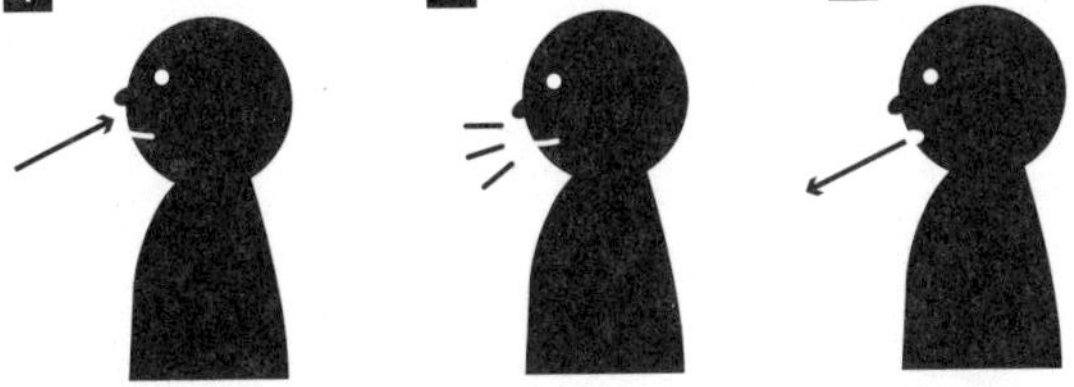

1 息を吐き切る。鼻から息を吸いながら4つ数える。

2 息を止めて7つ数える。

3 8つ数えながら口から息を吐く。

1～3を4～10回繰り返す。

100から数え直してもいい。繰り返すうちに眠気が襲ってくるはずだ。「4－7－8呼吸法」と「カウントダウン法」をセットで行うと、さらに効果が高まる。

どちらの方法も、目を閉じて呼吸に集中することがポイント。緊張が解け、気持ちが穏やかになっていくことが感じられるはず。

睡眠知っ得MEMO

眠れないとき羊の数を数えるのはなぜなのか？

「sheep（羊）」の発音は息を吐くため副交感神経が優位になる。そこで「one sheep、two sheep……」と数えることでリラックスして眠りについた。しかし、日本語の「ヒツジガイッピキ」では残念ながら同じ効果は期待できない。

深い呼吸でストレスを撃退！10分間リラックスと1分間プチ瞑想《めいそう》

KEYWORD▽10分間リラックス、1分間プチ瞑想《めいそう》

呼吸に意識を向ければできる瞑想は難しくない！

かつては武道の修行やスピリチュアル的なものとして受け止められてきた瞑想だが、アメリカGoogle社が社員の生産性向上のため、マインドフルネス瞑想を導入するなど、最近では、ビジネスパフォーマンス向上に役立つと、高い注目を集めている。基本的なやり方は、椅子に座ったり、床にあぐらをかいたりして、約30分呼吸に集中するというのが基本的な瞑想法だが、実はもっと短い時間でも、十分な効果は得られるのだ。

まずおすすめするのは「10分間リラックス」。寝る前の10分間、リラックスできるような静かなBGMをかけながら、深い呼吸を繰り返す。これだけで瞑想と同じ効果が期待できる。さらに、もっと手軽にできるのが、「1分間プチ瞑想」だ。6秒間で息を吸い、3秒止めて、10秒で吐き出す。これを1セッ

瞑想の基本

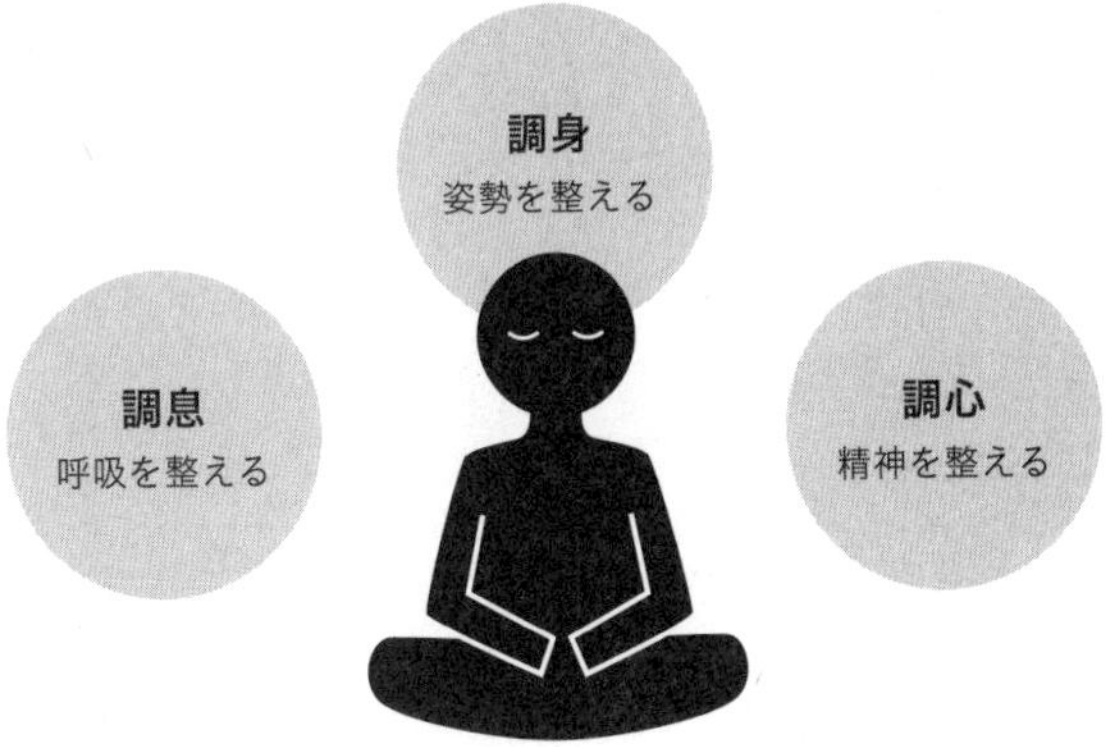
調身
姿勢を整える
調息
呼吸を整える
調心
精神を整える

トとして3セット行うだけ。「10分間リラックス」も「1分間プチ瞑想」も目を閉じて、腹式呼吸で行うことがポイント。目を閉じれば、目から余計な情報が入ってこないため、呼吸に意識を向けることができる。慣れてきたら、回数を増やしたり、時間を長くしたりして、自分に合うやり方を見つけよう。

睡眠 知っ得MEMO

1分間目を閉じて呼吸をするだけならデスクでもできる

瞑想で大事なのは呼吸を整えること。デスクワークをしている人は、どうしても呼吸が浅くなりがち。そんなときに役立つのが「1分間プチ瞑想」だ。どこでもできるので、疲れを感じたら、自分のデスクで瞑想タイムを。

ゆっくりした呼吸は気持ちを安定させる イラッとしたら足首曲げ深呼吸を！

KEYWORD ▽ 1分間足首曲げ深呼吸

足首の運動でふくらはぎをほぐし脳の疲れを取り除こう

　120ページでも解説したように、息を吸うときは交感神経が優位となり体は興奮や緊張状態におかれ、息を吐けばリラックス状態に導く副交感神経が優位になる。また、怒りや不安などマイナスの感情に襲われると呼吸は浅くなりがちだ。つまり、人は感情が乱れると呼吸も乱れるわけだが、逆を言えば、呼吸が安定すれば感情も安定するということだ。そこで、イラッとしたり緊張したりしたら、ゆっくり深呼吸をしてみよう。数回繰り返せば、気持ちが落ち着いてくるのが感じられるはず。浅い呼吸を繰り返していると脳に十分な酸素が届かず脳が疲れやすくなる。

　深呼吸と組み合わせて行うと、より効果がアップするのが、睡眠予防医学の研究で知られる白濱龍太郎医師が推奨する「1分間足首曲げ深呼吸」だ。3秒かけて鼻から大きく息

リラックスする「1分間足首曲げ深呼吸」のやり方

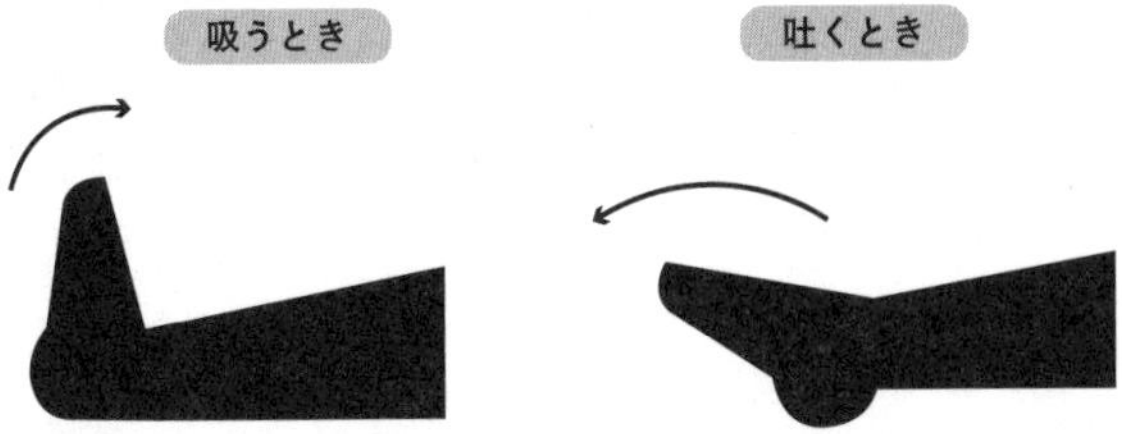

足首を手前に曲げ、自然とふくらはぎに力が入るようにする。ふくらはぎのこりをほぐし、足の血行がよくなる。

力を抜くイメージで足をだらんとさせ、もとの位置に戻す。足の血行をよくすることで体の深部体温が下がりやすくなる。

を吸いながら足首を手前に曲げ、3～5秒かけて口から息を吐きながら足首をもとの位置に戻す、これを寝る直前に1分間行うだけ。足首を曲げるストレッチはふくらはぎの筋肉を刺激し、血行を促進。ふくらはぎの血行がよくなれば、深部体温が下がりやすくなり、スムーズな眠りにつけるというわけだ。

睡眠 知っ得MEMO

自分を見つめ メンタルを鍛える 新しい瞑想法

今の自分をありのまま受け入れるという、新しいメンタルトレーニング法が瞑想を核にして考案された「マインドフルネス」だ。自分が置かれた状況を冷静に捉えることで、課題への対処法が見つかり、メンタルが鍛えられる。

たかがイビキと軽く見ていたら大変！睡眠を阻害し、成人病の危険をもたらす⁉

KEYWORD ▽ 舌まわし体操

舌で口のまわりを押し出すだけでイビキ解消＆二重あごも撃退！

寝ても疲れが取れない、日中眠くて仕方がないなどの睡眠トラブルは、実はイビキが原因のことがある。イビキは空気の通り道が狭くなって起こる現象。仰向けで寝ると重力で舌が喉の奥へ下がり、気道が狭くなる。この狭い気道を空気が通る際、周辺の粘膜を振動させて出る音がイビキの正体。飲酒をするとアルコールの影響で気道を広げる筋肉がゆるみ、さらにイビキがひどくなる傾向にある。イビキはスムーズな呼吸を阻害し、結果的に睡眠不足に陥ってしまうのだ。

快眠セラピストの三橋美穂氏はイビキ防止のためには、「舌まわし体操」で舌の筋肉を鍛えることが重要と説く。口を閉じた状態で、内側から口のまわりを舌先で押し出すようにゆっくりまわすだけ。左右2回ずつを1セットとし、朝昼晩3セット以上行うことが理想

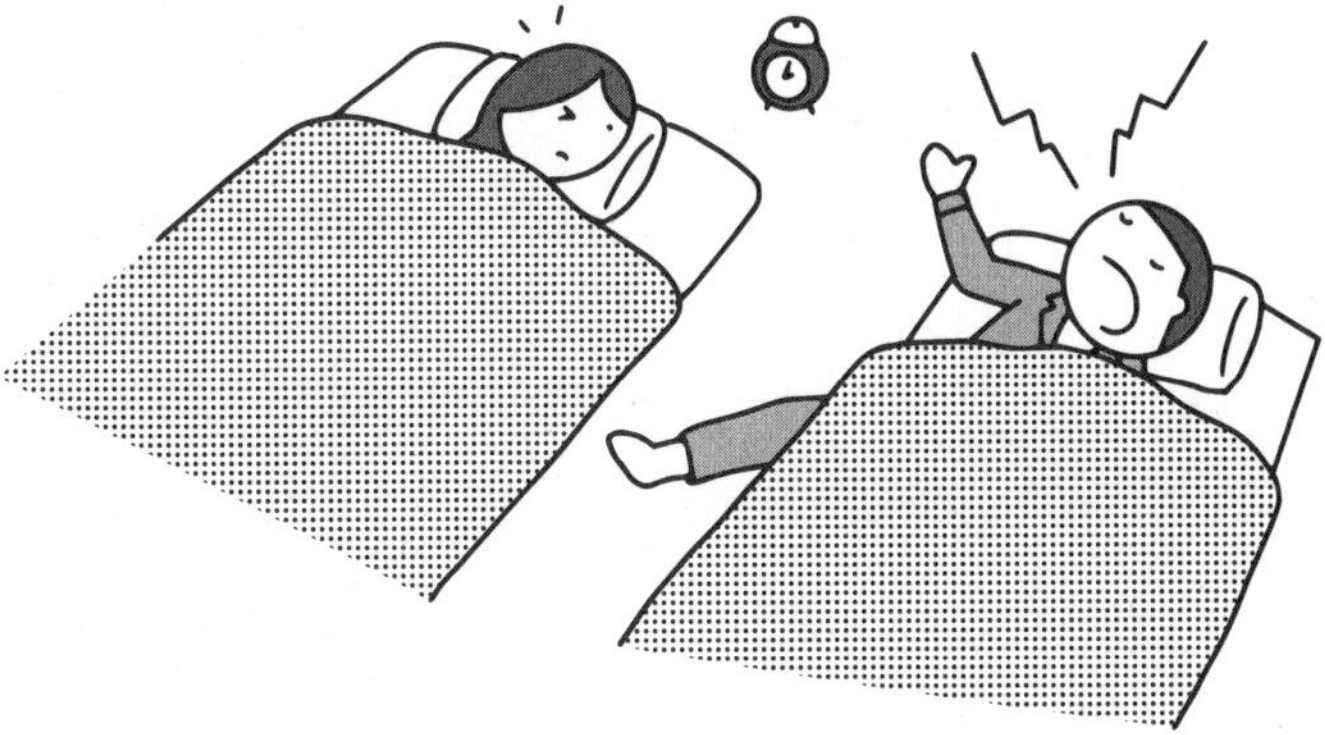

だが、思った以上に疲れるので、徐々に回数を増やしていくのがいいだろう。この「舌まわし体操」は、二重あごやほうれい線、顔のゆがみ防止にも力を発揮する。
　また、イビキは仰向けで寝ると起こりやすいため、横向きかうつ伏せの体勢で寝れば軽減されることもある。

睡眠 知っ得MEMO

イビキが続くと生活習慣病につながる恐れあり

イビキが突然パタッと止まることが続いたら、「睡眠時無呼吸症候群」が疑われる。睡眠中、一時的な呼吸停止が起こる病気で、苦しさから何度も覚醒し、十分な睡眠が取れなくなってしまう。また、これは生活習慣病につながる恐れもあるのだ。

睡眠の名言

健康にいいことは
だいたい嫌われるものだが、
人が唯一好むものがある。
それは、心地よい夜の眠りだ。

アメリカ・小説家

エドガー・ワトソン

第3章

日々の生活に取り入れる！

「睡眠の質」を高める生活習慣

1日の疲れを取り除き、明日の活力をリセットする睡眠は日常のありとあらゆる行動に密接に関係している。そこで、よりよい眠りを手に入れるため、生活の中に取り入れたい習慣をお教えしよう。

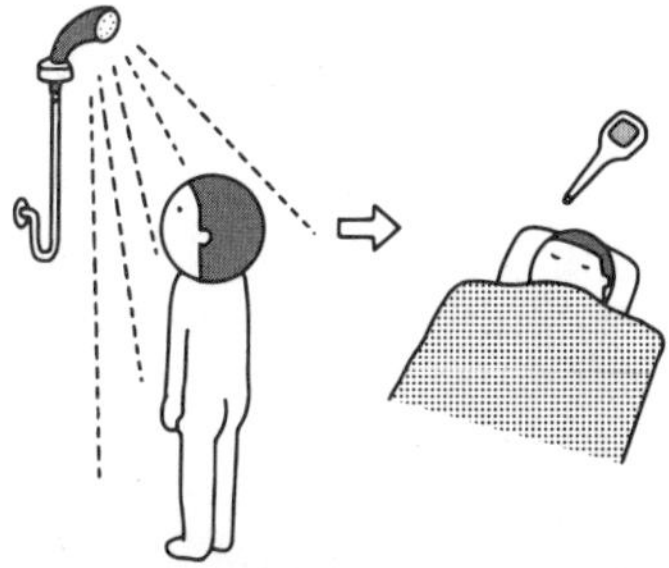

24時間を最大限有効に使うために逆算法で1日のムダな時間をあぶり出す

KEYWORD ▽ 逆算法

自由に使える時間は案外少ないながらスマホは即やめよう！

忙しさのあまり、ついつい寝るのが遅くなるという人は多いはず。しかし、その生活を続けていては、いつまでたっても睡眠不足を解消することはできない。まず必要な睡眠時間を確保し、残りの時間で仕事も含めた生活のすべてを行うという意識が必要だ。それには、睡眠改善インストラクターの西川ユカコ氏が推奨する「逆算法」が役に立つ。睡眠時間を含め、1日の行動に必要な時間を24時間から引いていくという方法だ。

まず、24時間の円グラフを作り、仕事や通勤など必要不可欠なタスクを書き込んでいく。次に十分な睡眠時間を考慮したうえでの起床と就寝時間を記入。さらに、食事や入浴時間を引いた残りが自由に使える時間というわけだ。残りの時間は思った以上に少ないことが可視化され、必然的にすごし方の優先順位は

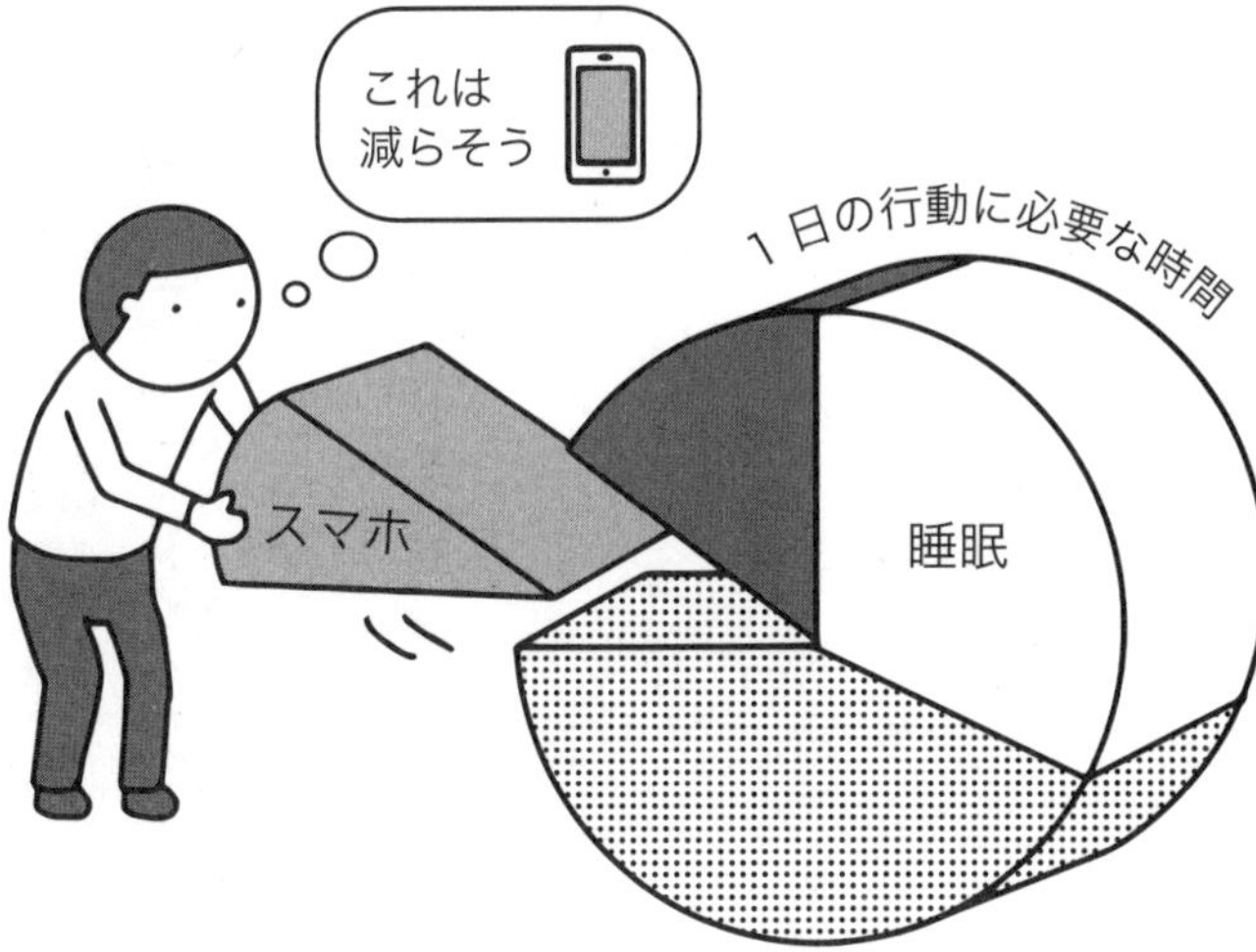

決まってくるはず。日頃から睡眠不足に陥っている人は、なんとなくスマホを眺めるなど重要度の低いことに時間を費やしてはいないだろうか。睡眠を犠牲にすれば、それだけ日中の集中力は低下し、残業が増え、帰宅が遅くなり、自由時間が減り……という負のスパイラルに陥ってしまうのだ。

睡眠
知っ得MEMO

睡眠をきっかけに本当に必要なものを考えてみよう

自由にできる時間が少ないなら、短い時間をいかに充実させるかを考えなければならない。ゲームやSNSなどは時間をムダにしていたのではないか。睡眠をきっかけに、人生で本当に必要なものについて考えてみてはどうだろう。

体内時計のリズムを整えるには、寝る時間より起きる時間を統一すべし

KEYWORD▽サーカディアン（概日）リズム

起きた時間によって眠くなる時間がほぼ決まる

私たちの体の活動は体内時計が管理しているということは第1章で述べた通り。体内時計は24時間周期で動き、そのサイクルを「サーカディアン（概日）リズム」と呼ぶ。これによって1日の中で活動的な時間や眠くなる時間が決まるため、ぐっすり眠るためには、まずサーカディアンリズムを整えなければいけない。東京疲労・睡眠クリニック院長の梶本修身医師は、それには「決まった時間に起きる」ことが必要であると説く。

基本的に人は起きた時間によって眠くなる時間が決まるため、前日より1時間遅く起きれば、その分、眠くなる時間も1時間遅くなる。休日に寝坊をすると、夜なかなか寝つけないのは、そのためだ。

とはいえ、睡眠不足が続けば、どうしても休日はゆっくり寝ていたいと思うもの。普段

眠気が訪れる「サーカディアンリズム」

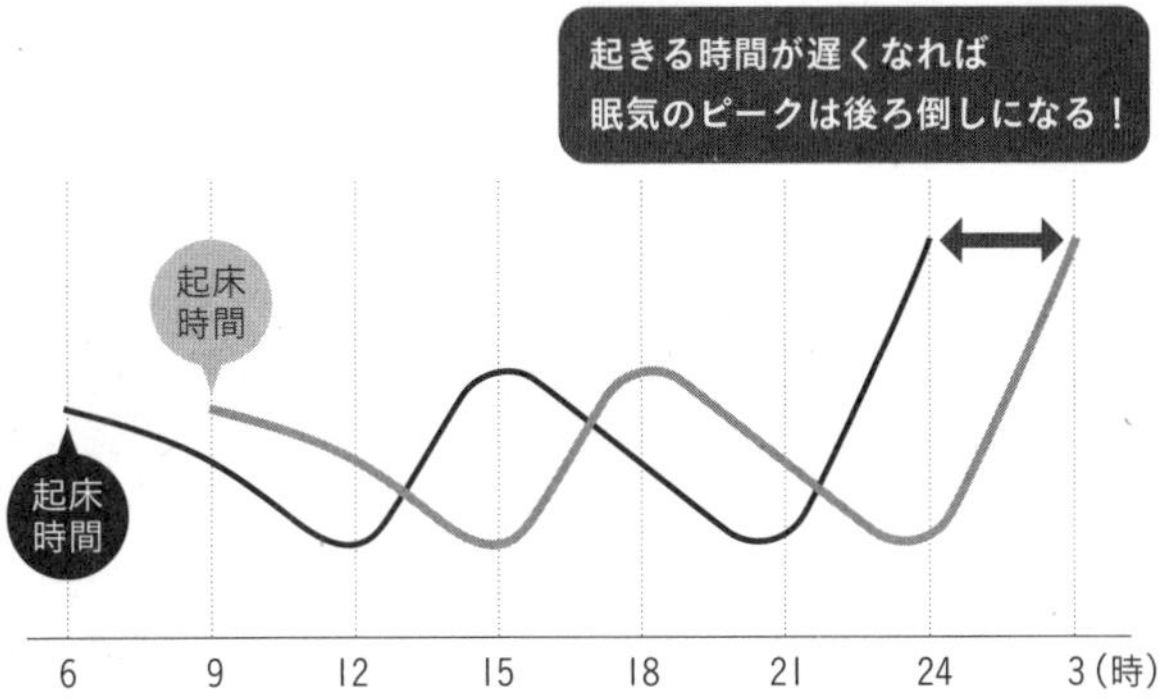

の起床時間との差が大きいほど、もとのリズムに戻すのに時間がかかるともいわれるため、寝坊は2時間以内に抑えるようにしよう。もし寝坊が2時間以上なら、睡眠不足が原因の「睡眠負債症候群」の恐れも考えられる。普段は十分に眠れているかなど、睡眠習慣を見直してみよう。

睡眠知っ得MEMO

ムリなお昼寝は眠りを妨げる!? まずは早寝の習慣を

子どもの睡眠を守るためには、大人が夜型の生活を改めるべきだ。また、子どもには昼寝が必要と思われがちだが、夜の睡眠を妨げる場合もあるので、ムリに昼寝をさせるより、大人が手本になって早めに寝る習慣をつけよう。

入浴は深部体温の切り替えスイッチ 就寝90分前にすませればよく眠れる!

KEYWORD▽就寝90分前の入浴

忙しい人ほどお風呂に入ろう! 眠りを誘い、ストレス解消にも◎

良質な眠りを得るためには、深部体温（体の内側の温度）をあげて下げることが必要だ。第1章では深部体温を下げるための食事について解説したが、ここでは入浴が及ぼす作用に着目したい。

人間の皮膚温度は変化しやすい。冷たい水に手を入れれば温度は下がり、お湯に浸けたり、ストーブに近づけたりすればすぐにあがる。かといって深部体温が同じようにあがったり下がったりするかといえば、そうではない。体は筋肉や脂肪など遮熱効果のある組織で覆われ、なおかつ深部体温は「ホメオスタシス（恒常性／一定の状態を維持しようとする働き）」の影響下にあるため、表面を温めたぐらいでは変わらないのだ。

そんな頑固な深部体温を変化させるためのスイッチの役割を果たすのが入浴であると言

「深部体温」はあがった分だけ大きく下がる

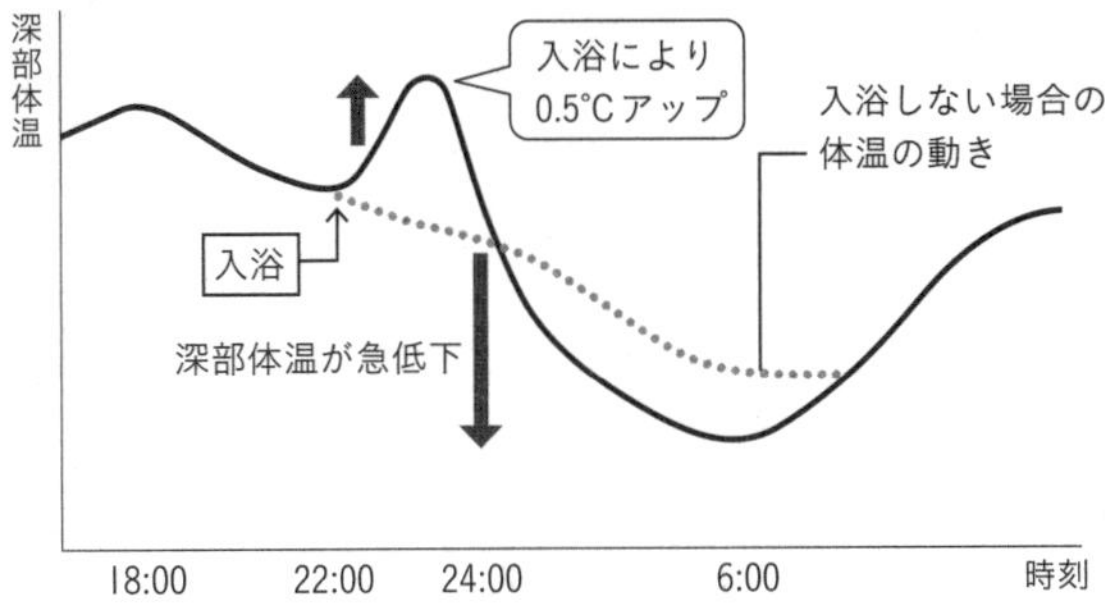

深部体温はあがった分だけ下がろうとするので、
お風呂に入ることで深部体温があがったあと、急降下する。

うのは、スタンフォード大学医学部精神科の西野精治教授だ。西野教授の研究チームによれば、40℃のお風呂に15分入ったあとの深部体温は約０・５℃あがるという。普段の深部体温が37℃なら、入浴後は37・５℃になる。

その後は、手足などから熱を逃す「熱放散」がはじまり、深部体温が下がりはじめる。眠る寸前の赤ちゃんの手足が温かいのは、熱放散作用によるものだ。こうして深部体温があがった分だけ下がろうとするタイミングで眠気が訪れる。

０・５℃あがった深部体温がもとに戻るまでにかかる時間は約90分といわれ、その後、徐々に下がっていく。つまり寝る90分前までに入浴をすませれば、スムーズな眠りにつけるというわけだ。午前０時に寝たいなら、入浴は10時半までにすませよう。

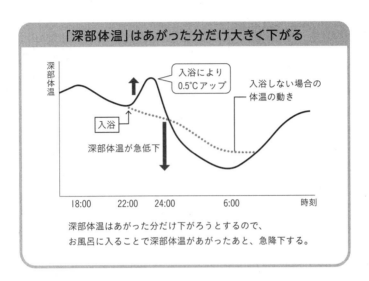

目安は「38～40℃のお湯で約15分まで」熱すぎるお湯はかえって寝つきを悪くする！

KEYWORD▽38～40℃のお湯、10～15分の入浴

38～40℃のお湯にのんびりが◎熱すぎるお風呂はかえって逆効果

入浴は寝つきをよくすることに加え、疲労回復やストレス解消にも効果を発揮する。働き盛りのビジネスパーソンにとって、「湯船に浸かる」ことは生活の中で欠かせないルーティンのようなもの。131ページで解説した「逆算法」の円グラフの中にも、入浴の時間は必ず組み込むようにしてほしい。

とはいえ、やみくもに入ればいいというわけではない。一般財団法人日本健康開発財団・温泉医科学研究所では、深部体温をあげ、かつリラックスするためには、38～40℃のお湯に10～15分浸かることを推奨している。この温度と時間が血行を促進し、体の末端まで酸素と栄養素をいき渡らせ、かつ老廃物も排出させるのだという。みぞおちまでの半身浴で、じんわりと温めるのも効果的だ。熱いお湯で汗をかかないと入った気がしないという人も

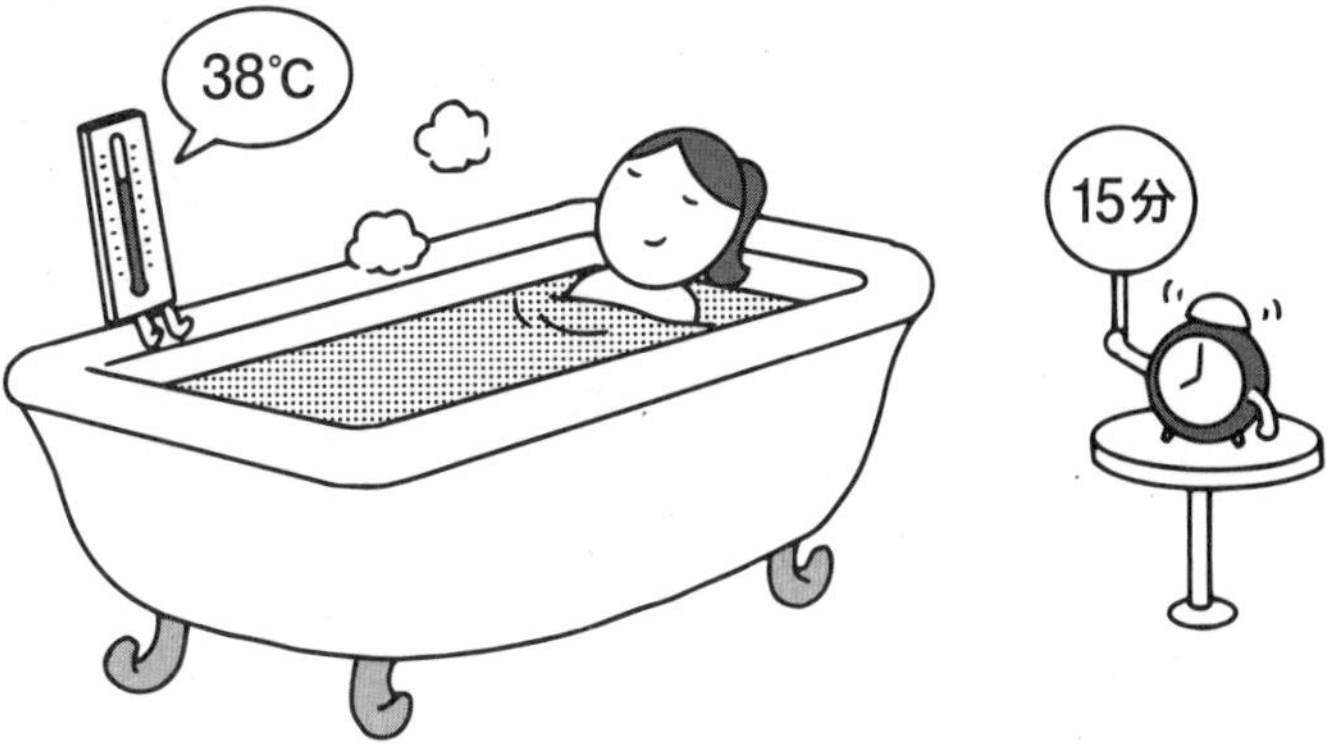

いるが、それはかえって逆効果なのだ。

また、「発汗」や「デトックス」などをうたい文句にしている入浴剤を使えば、より効果が高まると考えがちだが、あがりすぎて90分では深部体温が下がらず、かえって眠れなくなる恐れがある。入浴剤は週末など特別な日のリラックスタイムに使おう。

睡眠
知っ得MEMO

入浴中に額から汗が出たらNGサイン！

深部体温をあげるためとはいえ、42℃以上の熱すぎるお湯に入ることはおすすめしない。額から汗が流れるほどの熱いお湯に長時間入っていると、交感神経の働きで入浴疲れしたり、場合によっては脱水症状を起こしたりする。

帰宅後すぐにでも寝たいときは熱めのシャワーを浴びて深部体温を下げる！

KEYWORD▽早めに寝たいなら熱めのシャワーを

シャワーヘッドを高めにして全身を効率よく温めよう

仕事などでくたくたに疲れて、帰宅後すぐにでも寝たいときこそ、熱めのシャワーを浴びて深部体温を下げてぐっすり眠る必要がある。本来であれば、入浴で深部体温を上昇させたいところだが、疲れているときに90分待つのはツラいはず。そこで、すぐにでも寝たい場合は、シャワーですませるという方法もある。シャワーなら深部体温の上昇が抑えられる分、もとの温度に戻るまでの時間を短縮できるため、入浴した場合に比べて早く眠気が訪れる。

シャワーのお湯は通常の入浴より少し高めの42℃前後に設定し、シャワーヘッドを高くしたり、手に持ったりするなどして、全身を効率よく温めるようにしよう。シャワーの場合、どうしてもお湯のかからない部分が出てしまう。局部の冷えであっても血液の循環により

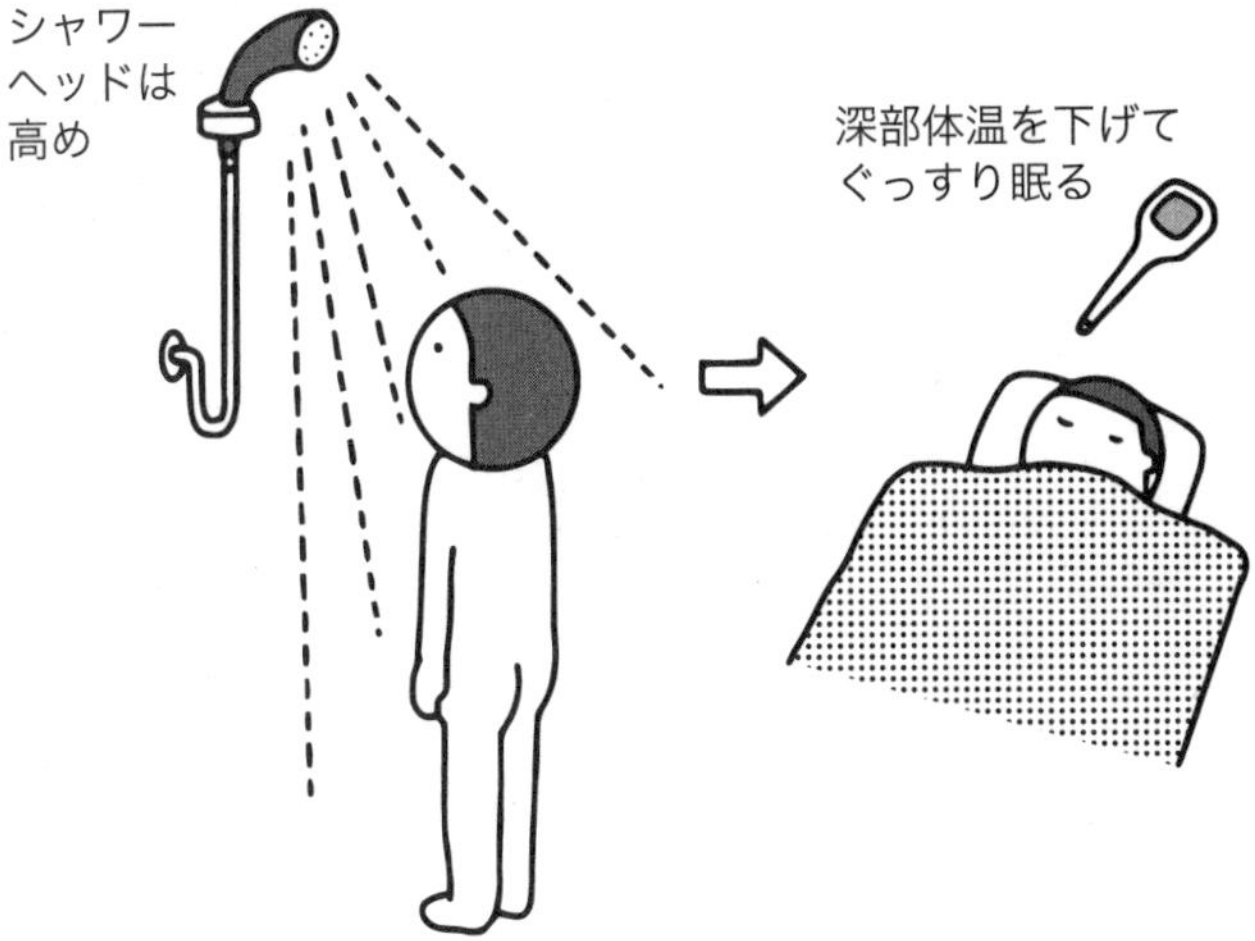
シャワーヘッドは高め
深部体温を下げてぐっすり眠る

全身に影響を及ぼすことになるので、背中や足先などには意識してかけるようにしたい。特に足先を温めて血行をよくすれば、皮膚温度を下げるための熱放散がより促され、深部体温が下がりやすくなる。シャワーで汚れや汗を洗い流しスッキリすれば、リラックス作用のある副交感神経を高めることができる。

睡眠知っ得MEMO

冷え性の人はHSP入浴法で低体温が改善する

42℃の熱いお湯に浸かると、熱の刺激でHSP（ヒートショックプロテイン）が発生する。これはストレスで傷ついた細胞を修復、整備するたんぱく質で、免疫力をアップさせて疲労回復や低体温の改善などに効果があり。冷え性の人にはおすすめだ。

炭酸泉入浴は寝つきがスムーズになり質のいいノンレム睡眠が得られる！

KEYWORD▽炭酸泉入浴、炭酸入浴剤

普通浴より高い効果を実現！炭酸泉入浴は入浴剤でも試したい

135ページで述べた「40℃のお風呂に15分入ると、深部体温が約0・5℃あがる」というのは、普通のお湯の場合のこと。では、温泉水ならどうなるか。その検証に取り組んだのが、スタンフォード大学睡眠・生体リズム研究所のOBで、筑波大学国際統合睡眠医科学研究機構の神林崇教授らの研究チームだ。

炭酸泉やナトリウム泉を使用した炭酸泉入浴と普通浴、それぞれの入浴後の体温の変化を調べたところ、炭酸泉入浴のほうが深部体温が大きく上昇することが判明。熱放散後の下降幅も炭酸泉入浴のほうが大きかった。さらに、睡眠後すぐに訪れるノンレム睡眠の振幅が大きくなることもわかった。つまり、炭酸泉入浴のほうがより深い睡眠が得られるということになる。ただし、ナトリウム泉は入浴後に強い疲労に襲われ、「湯疲れ」や「の

炭酸泉で血行がよくなるメカニズム

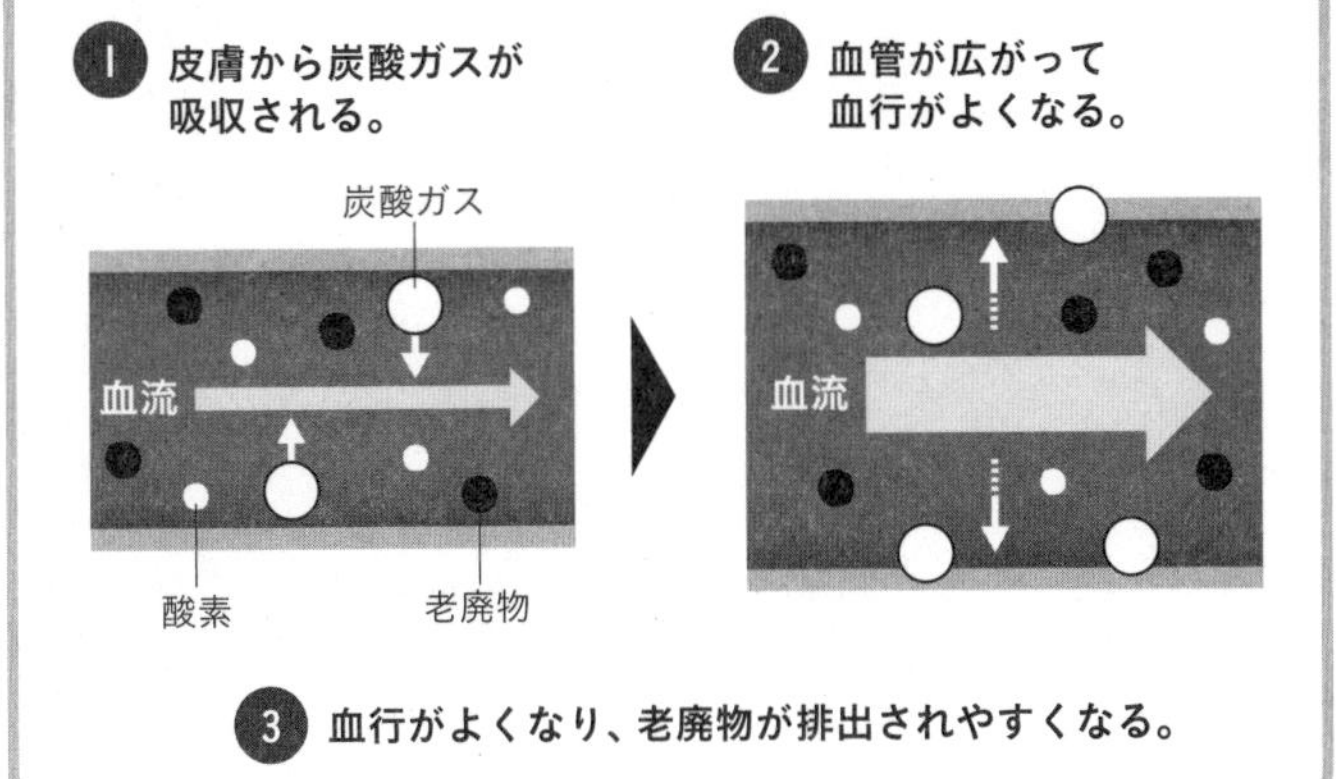
1 皮膚から炭酸ガスが吸収される。
2 血管が広がって血行がよくなる。
炭酸ガス
血流
酸素
老廃物
血流
3 血行がよくなり、老廃物が排出されやすくなる。

ぼせ」を起こすことがある。一方、炭酸泉でそうしたデメリットは見られなかった。疲労回復を目的に温泉を訪れるのであれば、炭酸泉を選ぶのもひとつの方法だろう。

最近は炭酸入浴剤も多く市販されているので、炭酸濃度や成分など、いろいろ試したうえで自分に合うものを見つけたい。

睡眠 知っ得MEMO

血行をよくし、疲労回復を促す炭酸ガス入り入浴剤

炭酸入浴剤に含まれる炭酸ガスが皮膚から吸収されると、一時的に体内の酸素が減少。体は酸素をたくさん取り入れようとするため血管が広がり血行がよくなる。その結果、老廃物が排出されやすくなり、疲労回復効果が高まるのだ。

入浴の気力がなくても手浴&足浴で体の内側をじんわり温めよう

KEYWORD ▷ 手浴、足浴

お湯に手足を約10分浸けるだけで体がぽかぽかと温まってくる

入浴もシャワーもパスしたい、そんな日は誰にでもあるもの。ただし、そのまま寝てしまえば、深部体温は下がらず自然な眠りにつくことが難しくなる。そんなときは、手浴&足浴がおすすめ。手足をお湯に浸ければ、体の内側を十分温めることができる。

手も足も43℃くらいのお湯で約10分温めるだけ。特に手は心臓に近いので、温まった血液がすぐに心臓に届き、全身を素早く温めることができる。手首の上までお湯に浸け、全身がぽかぽかしてくれば温まった証拠。手浴は洗面所のシンクにお湯をはるだけという手軽さも魅力。じっと浸けているだけでも十分だが、余裕があれば手の先を体側に向けてひじを伸ばせがストレッチ効果も得られる。

足浴も手浴同様、大きめのバケツや洗面器にはったお湯に、くるぶしの上くらいまでを

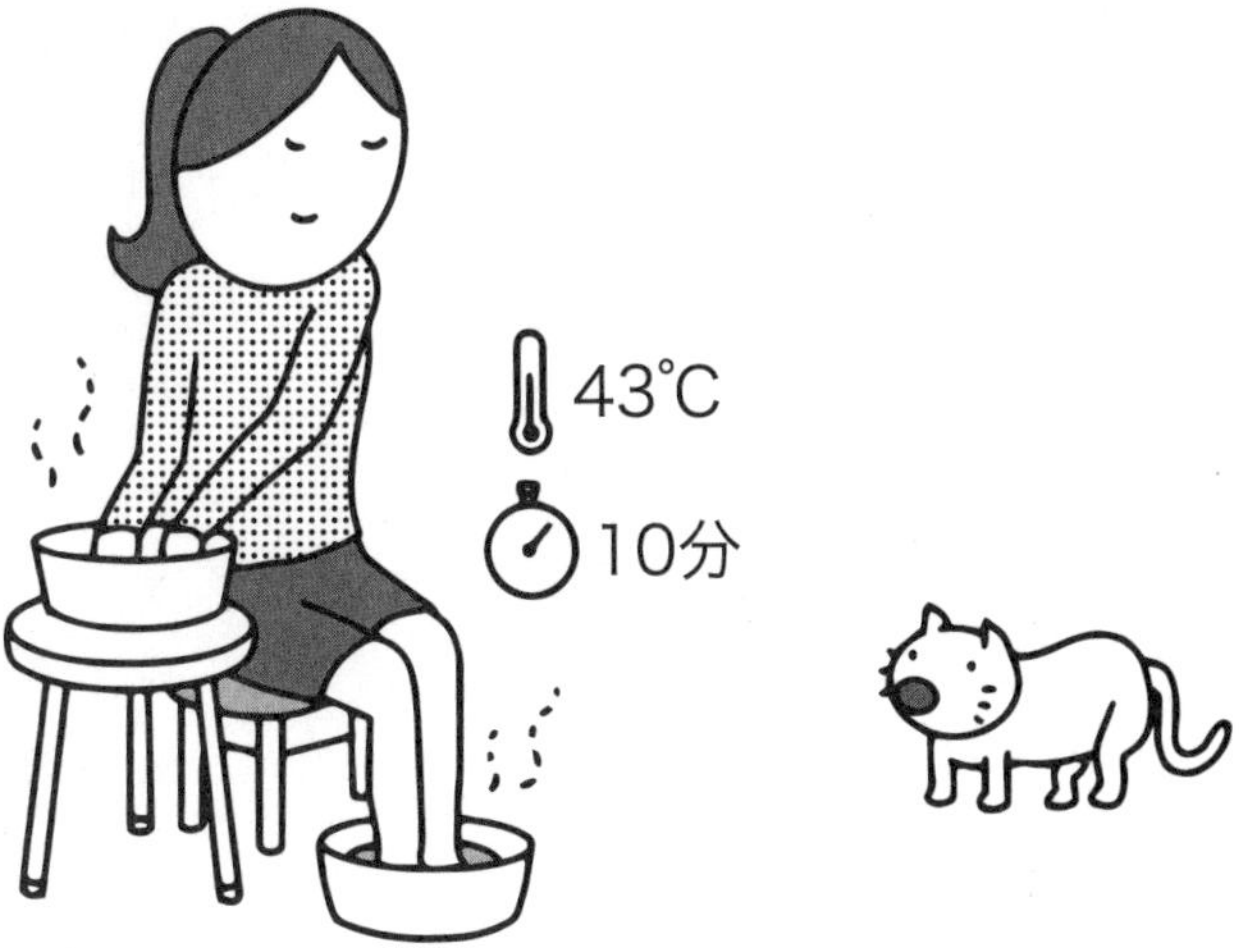

入れるだけ。その間は、目をつぶってぼんやりしたり、好きな音楽をかけたりするなど、リラックスできる方法ですごそう。
目安は10分だが、気持ちがよければ時間を延ばしてもＯＫ。ただし、入浴同様、汗が流れるほど浸かっていると交換神経が優位になり、眠れなくなるので注意しよう。

睡眠
知っ得MEMO

朝こそ足浴！体がシャキッと目覚めてくれる

朝はなんとなく頭がぼんやりしているという人にも足浴はおすすめ。体温と体の覚醒リズムは連動しているため、足浴で足を温めると、体が徐々に目覚めていくのが感じられるはず。窓際で行えば、日光浴効果も得られ一石二鳥。

ベッドが一緒だと寝返りが制限されるダブルよりシングルベッド2台が◎

KEYWORD▽ベッドは1人1台

しかし、部屋の大きさなどの問題から、どうしても一緒になってしまうという場合、ふたりでひとつのベッドを共有するのではなく、幅100㎝ほどの小さめのシングルベッドを2つ組み合わせてはどうだろう。布団を別にすれば寝返りは楽になり、それぞれが好きな寝具を選ぶことも可能だ。ライフスタイルの変化などに伴い寝室を別にしたいと考えた場合には移動させることもできる。

ペットについても同じことが言える。ペッ

ベッドは1人1台が基本
どんなに仲がよい相手でも一緒はNG

パートナーや子どもと一緒のベッドで寝ているという人も多いだろう。しかし、快適に感じる温度や寝具の好みなどには個人差があり、また、誰かがそばに寝ていると寝返りが制限され、眠りが浅くなってしまう恐れもある。たとえ仲のいいパートナーや子どもでも、ベッドは別にしたいもの。

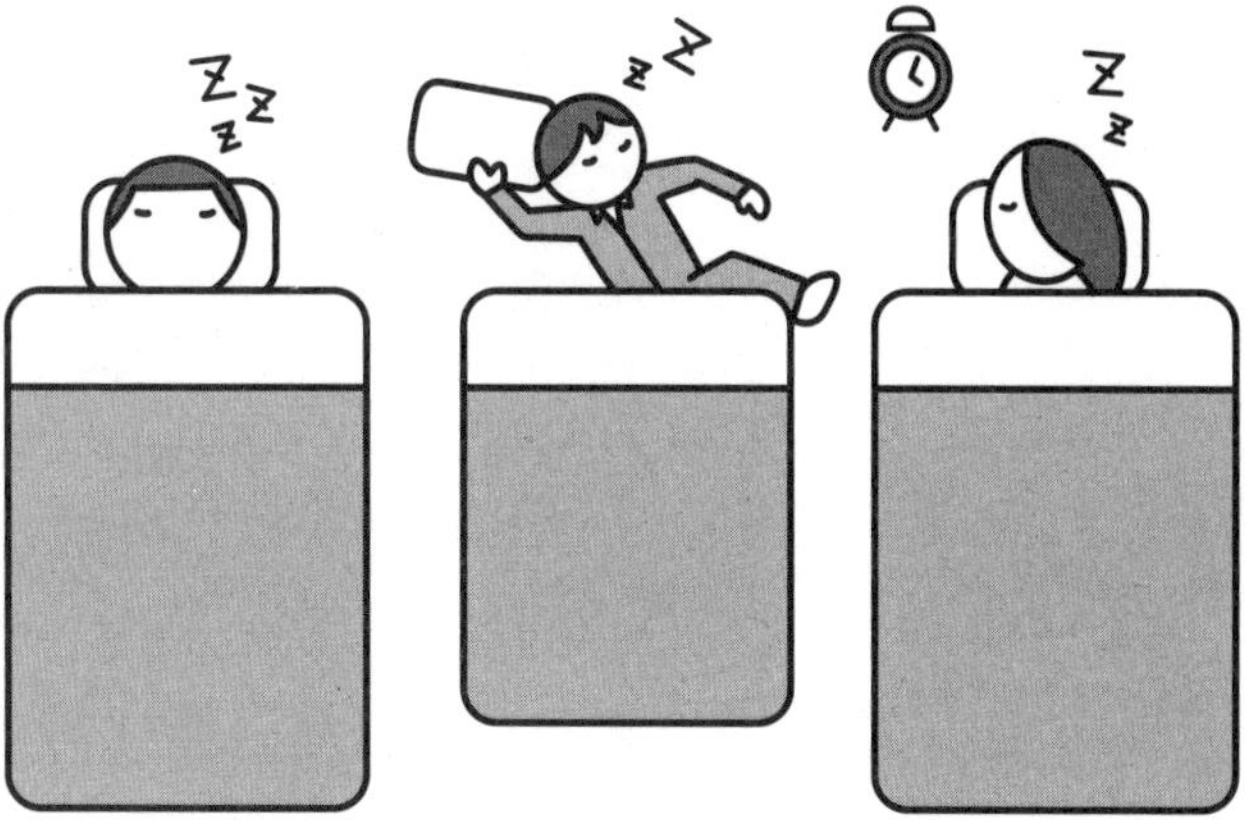

ト自身は心地のいい場所を選ぶため、布団の上で寝ることもある。すると、飼い主は息苦しくて目が覚めてしまうかもしれない。かわいいペットと一緒に寝たいという気持ちは理解できるが、質のいい眠りを手に入れるためには、ペットは人間のベッドには入らないよう普段から習慣づけておくことが必要だ。

睡眠
知っ得MEMO

中立姿勢を作り自然な眠りに誘う電動ベッド

「中立姿勢」とは、人間が宇宙空間で脱力したとき自然に作られる姿勢のこと。胴体と脚の付け根の角度が128度に開き筋肉や背骨への負荷を減少、血行をよくするという効果もある。電動ベッドが自然な入眠姿勢を作ってくれる。

眠れないのはベッドの場所が原因!?ベッドのレイアウトにはルールがある

KEYWORD▽ベッドは壁と窓から10㎝以上離す

布団が落ちる、湿気がひどいそれはベッドの位置が原因だった!

ベッドの場所は睡眠を大きく左右する。置き場所によっては、睡眠を邪魔しかねないのだ。たとえば、寝ている間に掛け布団が落ちてしまい、そのたびに寒くて目が覚める、これを繰り返していたら、心地のいい睡眠など到底望めるはずもない。掛け布団が落ちる理由はベッドの位置にある。ベッドの脇が壁に密着していると、反対側の掛け布団が下に長く垂れる形になり、重力の関係からどうしても落ちやすくなってしまう。ベッドは壁から10㎝以上離し、布団をベッドの両側に均等にかけるようにしよう。

とはいえ、部屋の広さの都合上、壁に密着させないとベッドを置けないという人もいるだろう。その場合は、掛け布団の下半分側にタオルケットを横にしてかぶせ、足側の部分をマットレスの下に巻き込み、軽く固定しよ

眠るための理想の間取り

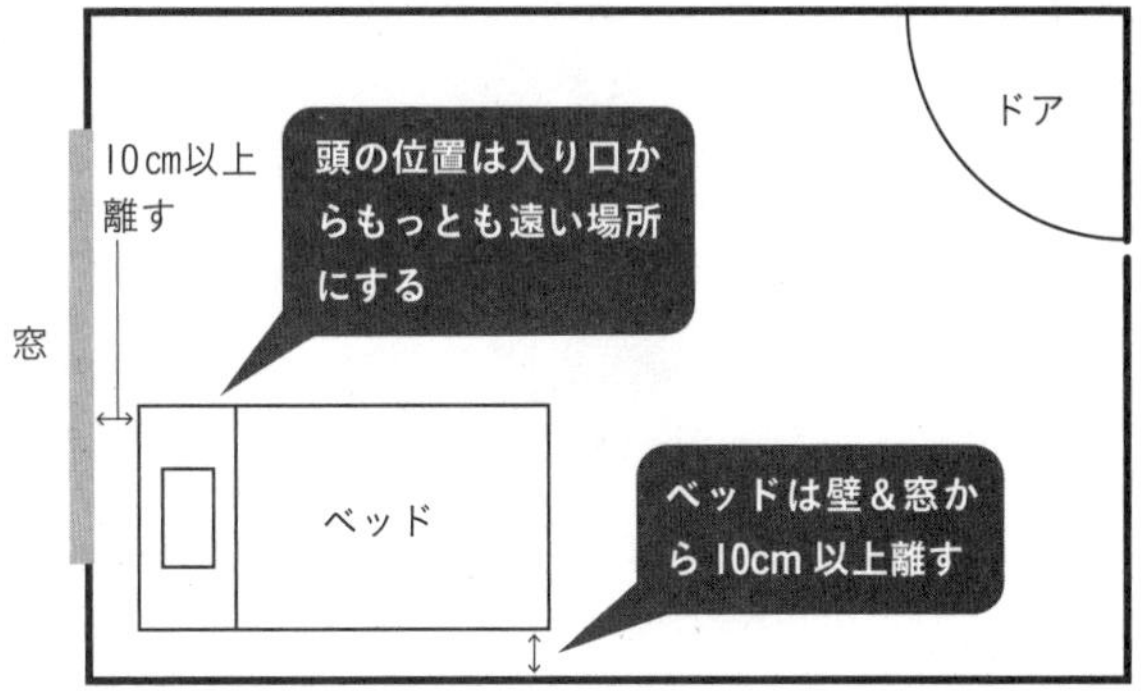
ドア
10cm以上
離す
頭の位置は入り口からもっとも遠い場所にする
窓
ベッド
ベッドは壁&窓から10cm以上離す

う。これで多少はずり落ちが防げるはず。

また、ベッドの頭側が窓に密着しているのもおすすめしない。なぜなら、通気性が確保できないからだ。結露が起こりやすい冬場や湿気がこもりがちな梅雨時などは壁とマットレスにカビが発生する恐れもある。さらに、冬場は窓から冷気が入りやすくなり、やはり快眠が妨げられてしまう。こちらも窓から10cm以上離すようにしたい。陽が当たりすぎる場合は、遮光カーテンを用いるなどして明るさを調節しよう。睡眠中は無防備な状態に置かれているため、入り口のドアから頭の位置が離れている、あるいは頭が見えない角度にベッドが置かれているほうが安心感が得られる。できればドアの対角線上の位置に置くのがベストだ。また、エアコンの風が直接当たらないようにすることも忘れずに。

やわらかすぎるマットレスは眠りを阻害
フィッティングして慎重に選ぼう！

KEYWORD▽マットレス選びの3つのポイント

心地いい眠りのために大事なのは枕よりマットレス！

「枕が変わると眠れない」とはよく聞く言葉だが、実はマットレスのほうが睡眠のために重要な役割を果たしている。体に合わないものを使っていると、睡眠の質を下げるばかりか、腰痛や肩こりを引き起こす恐れもある。

起立の姿勢を取ると、腰の部分が4～6㎝前に反る形になり、就寝時は反りが自然に2～3㎝になる。これが骨や内臓など、体のすべてに負担が少ない姿勢。寝ているときも起立時のような美しい姿勢が保てることが、体に合ったマットレスの条件。選ぶ場合にはフィッティングが欠かせない。その際は次の3点をチェックしよう。

①横になったとき全身の力がスーッと抜ける
②背中から腰にかけてぴったりフィットする
③よい姿勢で立ったときと同じ姿勢になる

さらに、実際に寝返りを打ってみるとなお

理想的な寝るときの姿勢

よい姿勢で立ったときと同じ姿勢をキープ

背中のS字カーブの
へこみが2～3cmになる。

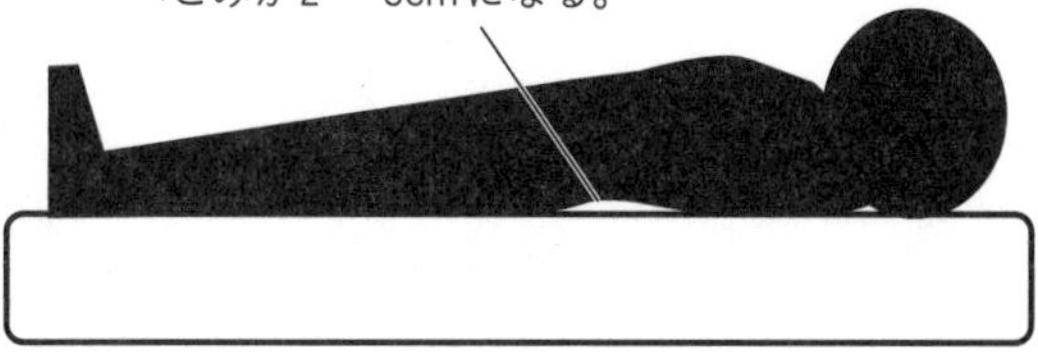

立っているときのS字カーブのへこみは4～6cmなので、
就寝時は重力で2分の1くらいの2～3cmになるのが理想。

よい。左右両方に体を倒し、寝返りの打ちやすさをチェック。低反発マットレスは包み込んでくれるような心地よさがある反面、やわらかすぎて寝返りが打ちにくいなど、マットレスによって一長一短があるので、自分に合ったものをしっかり見極め、心地いい睡眠をサポートしてくれる1枚を選ぼう。

睡眠 知っ得MEMO

体型＆体重を基本に自分に合った最適なマットレスを

マットレスを選ぶ際に重要な要素のひとつが「硬さ」で、体型と体重によって最適な硬さが決まる。痩せ型の人には多少やわらかめのマットレスが向いているが、男性など体重の重い人は体が沈み込みすぎないよう、硬めを選ぶとよい。

ダウンとフェザーはどう違うの？最高級品はこうして見分ける！

KEYWORD ▽ ダウンとフェザー

冬は暖かく夏は涼しいダウンを使った羽毛布団がベスト

マットレス同様、掛け布団選びにも気を配りたい。おすすめは「天然のエアコン」ともいわれるくらい、冬暖かく夏は涼しい羽毛でできた布団だ。寝具に使われる水鳥の羽毛は、胸から腹の部分にある、たんぽぽの綿毛のようなやわらかい「ダウン」と、羽の軸があり硬めの「フェザー」の2種類がある。水鳥は川や池のような冷たい水の中で長時間すごさなければならないため、胸から腹の部分の羽毛は内臓を守るために保温性が高く、暑い季節には熱を逃すこともできるように進化した。さらに長時間の飛行が可能なようにとても軽い。

水鳥の種類には「グース（ガチョウ）」と「ダック（アヒル）」の2種類がありグースの羽毛のほうが軽くてやわらかく、ダックよりにおいが少ないという特徴がある。

掛け布団には、ダウンが多く含まれている

「グース（ガチョウ）」と「ダック（アヒル）」の違い

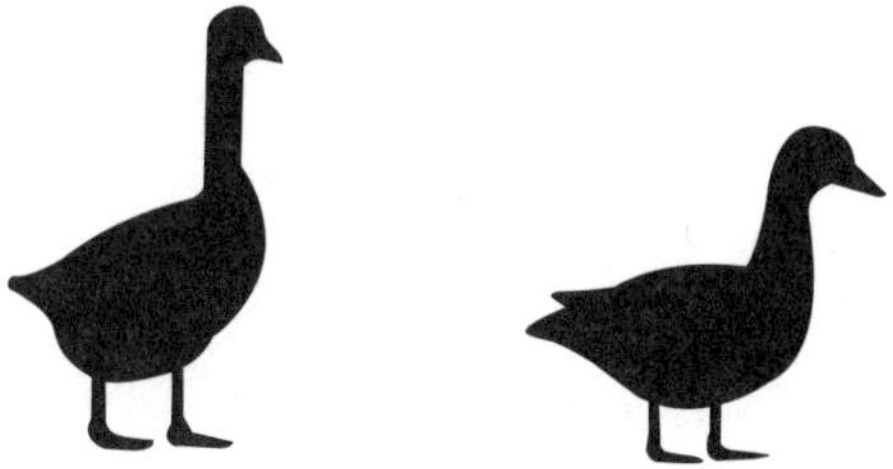

グース（ガチョウ）

- 軽くて、暖かい
- やわらかい
- 値段が高い

ダック（アヒル）

- グースに比べてにおいが強め
- グースより硬め
- 値段が安い

ものを選びたい。通常、「羽毛布団」と呼ばれるものはダウンの比率が50％以上のものを指し、一方、フェザーの比率が50％以上のものは「羽布団」と呼ばれる。ダウンの比率があがるほど使い心地はよくなり、中でもグースのダウンを使用したものは最高級品といわれている。

睡眠
知っ得MEMO

羽毛布団は季節に合わせて使い分ける

四季のある日本では、冬場は羽毛が1.1kg以上入って特に暖かい「羽毛掛け布団」、春夏は「肌掛け布団」や「ダウンケット」と呼ばれる羽毛0.25〜0.4kg入ったものを選ぶなど、季節に合わせて２枚を使い分けるのがおすすめ。

朝目覚めたとき、どうも調子が悪い……その原因は枕の高さと形にあるかも!?

KEYWORD▽枕は「高さ」と「形」で選ぶ

枕選びのポイントは「高さ」と「形」合わない枕は体調不良の原因に!

マットレスと掛け布団が決まったら、次は枕を選ぼう。枕選びで気をつけるべきポイントは「高さ」と「形」だ。特に高さは睡眠中の姿勢や呼吸にダイレクトに影響する。たとえば枕が高すぎると、あごを引く姿勢になるため気道が塞《ふさ》がり呼吸がしにくくなる。その結果、イビキをかきやすく、さらに眠りが浅くなってしまうのだ。ストレートネックの原因になることもある。また、最近注目の頸部が高くなっている枕も実は要注意。首が伸び切り、頭部が後方に引っ張られるようになるため口呼吸になりがちで、肩こりや首の痛みにつながる恐れがある。

理想の高さの条件は、立っているときの姿勢がキープできて、仰向けになったときに首が自然に伸びて楽に呼吸ができること。自分に合うと思った枕が、実は想像以上に低かっ

枕の高さが睡眠に与える影響

低すぎる場合

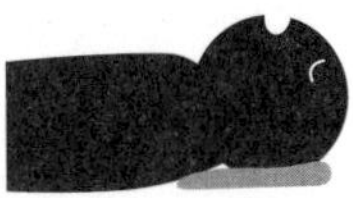

口が開くと喉が乾燥するため、ウイルスの付着で風邪をひきやすくなる。首に痛みが出たり、肩がこりやすくなる。

高すぎる場合

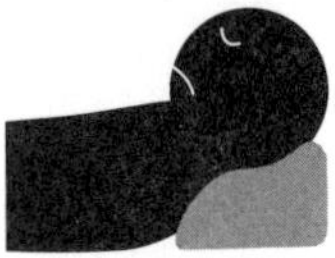

気道が塞がって呼吸がしにくくなるため、眠りが浅くなる。イビキをかきやすくなる。
首に痛みが出たり、肩がこりやすくなる。首にしわができやすくなる。ほおがたるんだり、二重あごになる。

たということが多いため、もし、高さで迷ったら、低めの枕を選ぼう。首が長い人は高めが、太くて短い人は低めがフィットする。

さらに、寝返りを打ちやすい形であることも重要なポイント。寝返りは体のゆがみを矯正し、血液やリンパ液の流れを促したり、体温調節をしたりするために必要不可欠。枕の両サイドが中央より高めで、頭の大きさの2・5〜3倍くらい幅があるのが理想だ。

素材は好みで選んでいいが、おすすめはウレタン製など頭と首をしっかり支えてくれる、ある程度硬さのあるもの。ホテルで使用されているようなやわらかい素材は、一瞬気持ちがよくても、頭が沈みすぎ首が安定せず、寝返りが打ちにくいことがある。朝目覚めたとき、どうも首や肩がこっている……そう感じたら、まず枕の見直しを！

自分に合う枕は思ったより低い バスタオルでオリジナル枕を作ろう!

KEYWORD▷バスタオルで枕を作る

手作りバスタオル枕なら自分仕様にカスタマイズできる

152ページで述べた通り、ちょうどいいと感じる枕は、実は思った以上に低いもの。もし、ぴったりの高さの枕になかなか出合えなければ、自分で作ってしまうというのもひとつの方法だ。あまり高さのない枕なら、バスタオルを3~4枚使えば、簡単に作ることができる。

まず厚手のバスタオル1枚を4つに折り、首元に当たる手前部分を10㎝くらいたたみ、折りたたんだところが内側に入るよう半分に折る。ここでいったん頭を置いて高さを確認。全体的な高さ以外に、部分的な圧迫がないか、頭の収まり具合などをチェック。もし低いようなら平らにたたんだタオルを下に重ねる。高さが決まったら、2枚のバスタオルを中央部分より2~3㎝ほど高くなるように筒状に丸めて両サイドに置く。枕の両サイドが高い

簡単！「バスタオル枕」の作り方

1

1枚を4つに折り、首元になる手前を10cmたたむ。

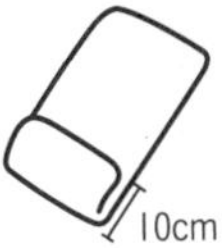

2

折りたたんだ部分が内側に入るよう、半分に折る。

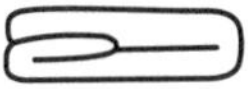

3

低ければ平らにたたんだタオルを下に重ねて寝る。横向きに寝るなら、右図のような筒状に丸めたバスタオルを中央より高くなるように置く。

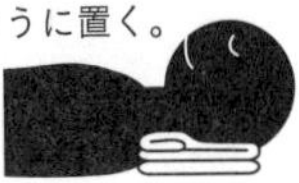

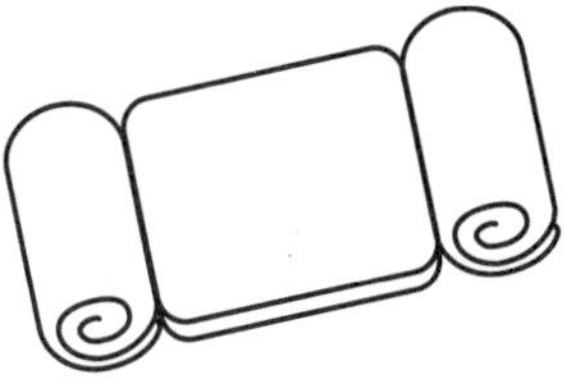

と、横向きの姿勢が取りやすくなるのだ。両サイドのタオルがずれないよう、フェイスタオルを1枚上にかぶせてもよい。

自作の枕で気持ちよさを体感しておけば、購入する際の参考にもなる。枕をしていることを忘れるくらい体と一体感がある、そんな枕に出合えれば、深い眠りが得られるはず。

睡眠 知っ得MEMO

高さが合わない枕は首にしわを作りほうれい線も招く！

首のきれいも枕が左右する。あごを引くと首に横じわが入るのがわかるだろう。高すぎる枕を使っていると、その状態がひと晩中続くことになる。放っておけば、そのまま定着してしまう。さらに、ほうれい線を深くするという恐ろしい事態にも。

寝具の寿命をできるだけ延ばすには こまめに干して湿気を撃退する！

KEYWORD ▽ 寝具の寿命は湿気を撃退して延ばす

へたった寝具を蘇らせる タオル補正で寝心地アップ！

寝具にも寿命はある。マットレスは7～10年、敷き布団は3～5年、枕が1～5年がその目安だ。とはいえ、お気に入りの寝具はできるだけ長く使いたい。寝具にとって最大のダメージは湿気で、背中が当たる敷き布団と、マットレスの上に敷くベッドパッドにもっともたまりやすい。長持ちさせるには週に1度は天日干しにしたり、布団乾燥機にかけたりして湿気を撃退することが必要。起床時にはすぐに布団をたたんだり、ベッドメイクをしたりせず、15分くらい扇風機を当て、湿気を飛ばしてからにしよう。

それでも長年使っていれば、へたってくるのは避けられない。朝起きたとき、腰がだるいと感じたら、寝具のその部分がへたっている可能性がある。臀部《でんぶ》は体の中でもっとも重いため、腰が当たる部分が最初にくぼむのだ。

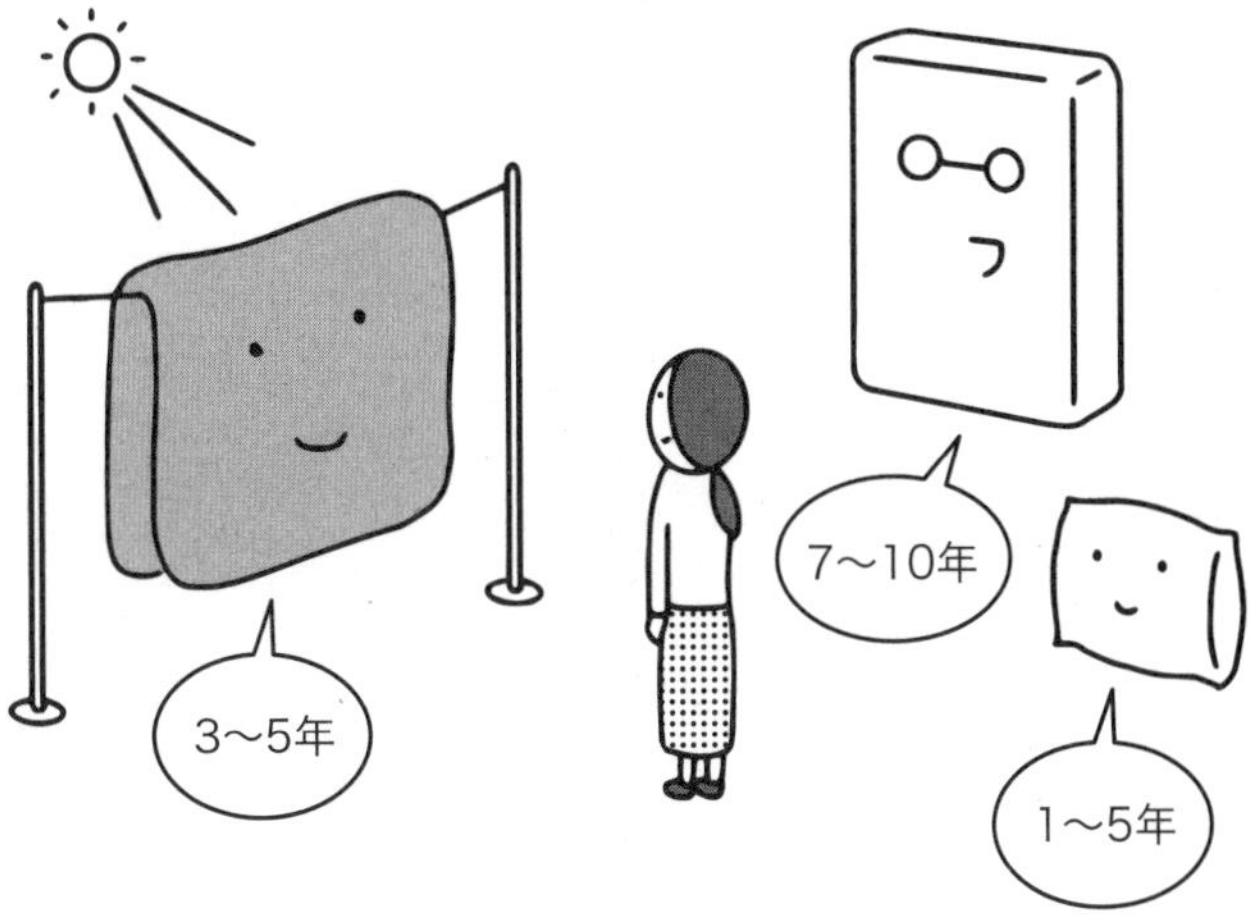

その結果、睡眠中に不自然な姿勢を強いられることになり、それが腰のだるさにつながっていく。敷き布団やマットレスのくぼみは、タオルを使って補正しよう。

用意するのはハンドタオル、フェイスタオル、バスタオルをそれぞれ1枚。まずいちばんくぼんでいるところにハンドタオルを4つに折りたたんで置き、その上に3つ折りにしたフェイスタオルをのせる。さらにその上に2つ折りにしたバスタオルをのせてできあがり。タオルの高さはくぼみ具合に合わせて調整し、ほかの部分と段差がないかを手のひらで確認したら、上からシーツをかぶせる。これだけでくぼみが改善され、腰のだるさが軽減されるはず。寿命がくれば、いずれは寝具を買い替えなければいけないが、それまでの応急措置としてぜひ試してみよう。

快眠のカギは温度＆湿度設定にあり　エアコンと加湿器を併用し、快適空間を

KEYWORD ▽ 暑すぎ寒すぎ厳禁、湿度は50〜60％

温度＆湿度が最適かどうかは目覚めたときの体が教えてくれる

せっかく寝具に気を配っても、寝室の温度と湿度を整えなければ快眠は得られない。たとえば室温が高すぎると、寝苦しいうえに大量の汗をかくことで体温が奪われ、風邪をひいてしまう。また、湿度が高すぎると発汗しなくなる恐れがある。すると、手足からの熱放散が妨げられるため深部体温が下がらず、深い眠りに入ることができない。

では、理想の温度と湿度はどのくらいか。寝室の温度は夏は26℃以下、冬は16℃以上が最適の目安といわれるが、快適と感じる温度は人それぞれ。エアコンなどを使い、心地よさを感じる温度に設定しよう。その際、146ページで述べたようにベッドの位置を工夫したり、エアコンの羽を下向きにしたりするなどして、風が直接肌に当たらないようにしたい。扇風機の首を天井に向けてまわし、

温度&湿度とインフルエンザウイルスの生存率の関係

温度と湿度が最適だと細菌やウイルスの繁殖も防げる。

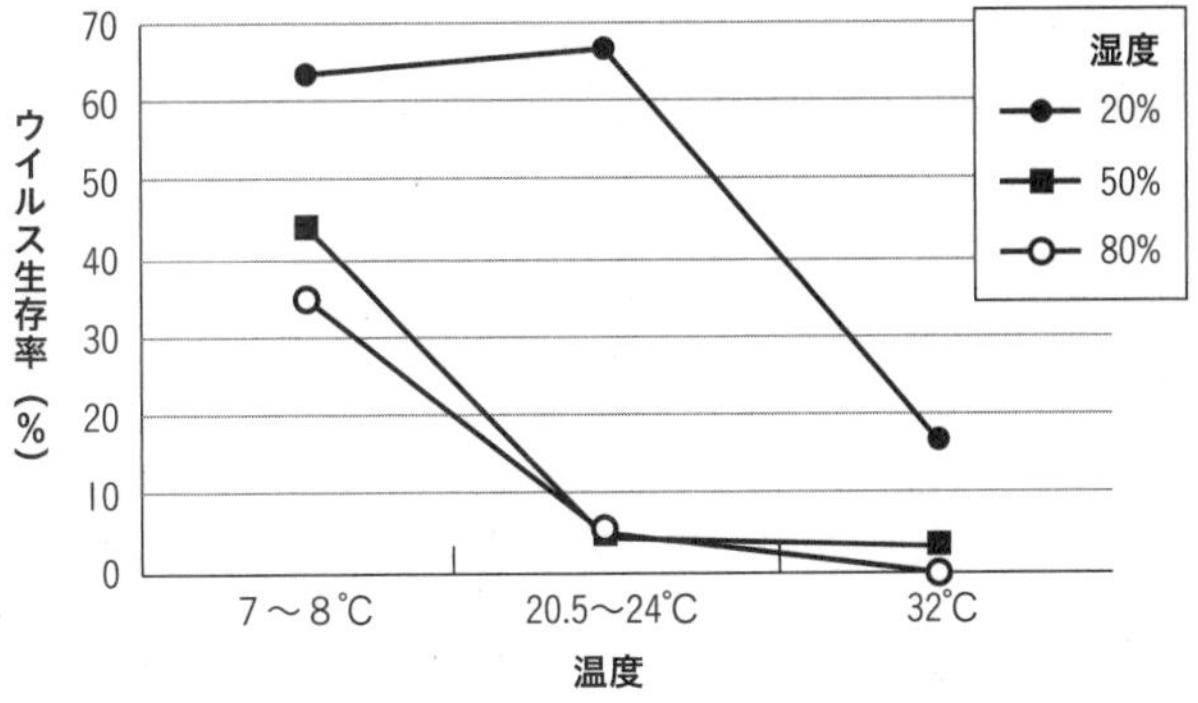

室内の空気を循環させるのも効果的だ。

理想の湿度は夏冬ともに50～60%といわれる。朝目が覚めたとき、喉の痛みを感じたら、それは部屋が乾燥しているサイン。細菌やウイルスの繁殖を防ぐためにも、睡眠中の湿度には気を配りたい。乾燥しやすい冬場は、加湿器も併用し、快適な空間を作るようにしよう。

睡眠
知っ得MEMO

そば殻枕が睡眠中の脳を冷やし深い眠りを実現

睡眠中の脳を休めるためには温度を下げる必要がある。そこで力を発揮するのが「そば殻枕」だ。そばの実が原料のそば殻は通気性にすぐれ、熱を逃す作用が働くので、夏の暑い季節でも首や頭を快適にキープしてくれる。

「ゆるっとのびのび」がパジャマの基本 お気に入りの1枚で快眠を得よう

KEYWORD ▽ 素材の黄金比は「綿95%ポリウレタン5%」

快眠を誘うパジャマの条件は生地が伸びて吸湿発散性が高いこと

「快眠のためのパジャマ」選びには2つのポイントがある。まず、「生地がよく伸びる（伸縮性が高い）」こと。私たちは睡眠中何度も寝返りを打つため、伸縮性がないと、そのたびに体が引っ張られてしまう。パジャマの素材に多く用いられる綿ガーゼだが、実はガーゼは伸縮性に乏しく、寝返りが打ちにくいという難点がある。

次が、「汗をよく吸う（吸湿発散性が高い）」ことだ。睡眠中は冬場でもかなり汗をかくので、それをしっかり吸い取り、発散してくれることも重要。収縮性と吸湿発散性、この2つを満たすものとしてあげられる素材は綿だが、そこにストレッチ性のあるポリウレタンを少々加えた「綿95%・ポリウレタン5%」の混合素材がパジャマにはふさわしいといえる。合繊メインのパジャマは吸湿発散性が低

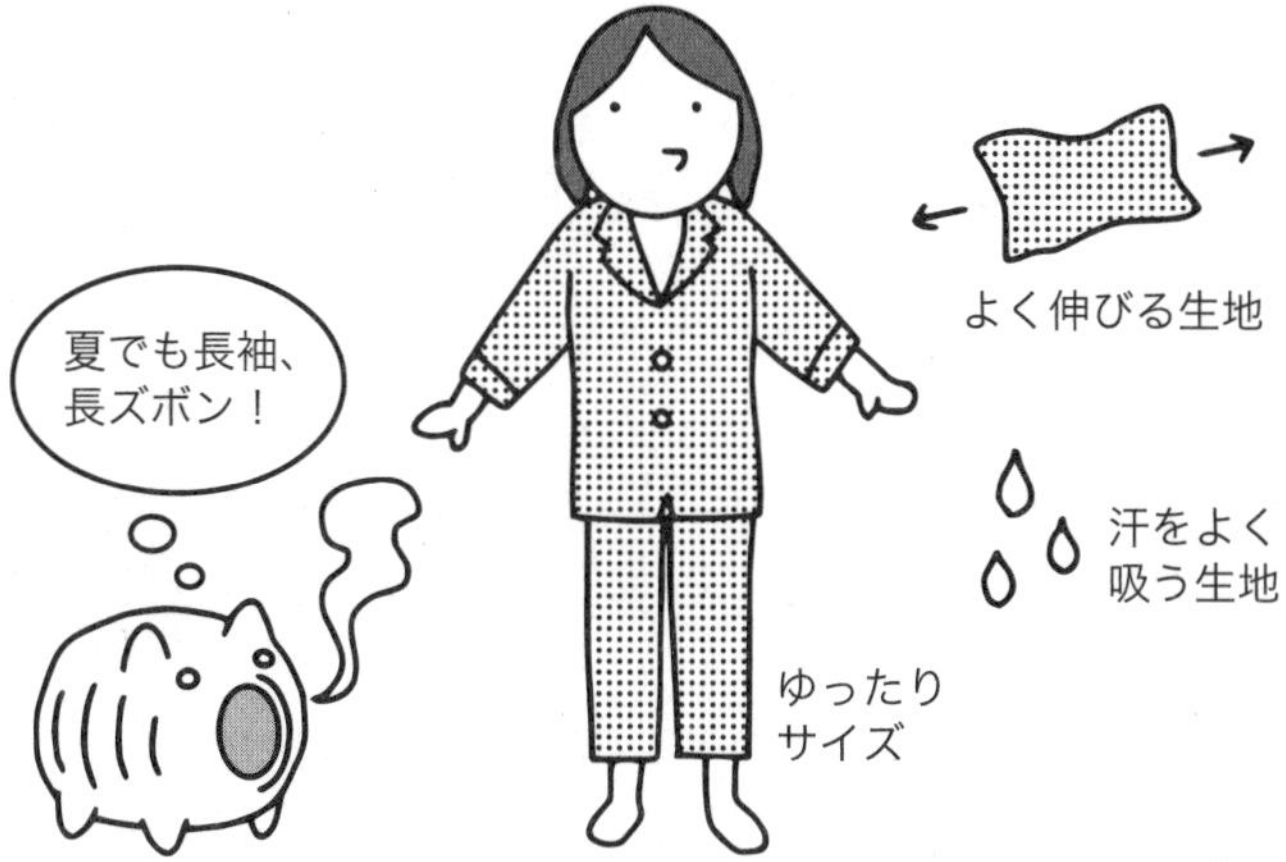

いので、あまりおすすめできない。

夏場の暑いときなど、半袖と短パンで寝るという人もいるだろうが、睡眠中の汗を吸い取るためには、夏でも長袖、長ズボンのパジャマがおすすめ。また、ワンサイズ上のパジャマを選べば、寝返りが打ちやすく、締めつけからも解放されるため、快眠が得やすい。

睡眠
知っ得MEMO

さらりとやさしいシルクパジャマの極上の寝心地

肌にやさしいシルクは綿の1.5倍の吸湿性を持ち、放湿性にもすぐれている。さらりとした感触と軽さが魅力で、寝返りもスムーズに打てる。この快適さが副交感神経をより優位にし、睡眠中のリラックス効果を高めてくれる。

締めつけは手足やお腹《なか》を冷やす ノーパンで締めつけから解放されよう！

KEYWORD▽腹巻き、ノーパン、ふんどしパンツ

下着の締めつけは睡眠の大敵 血流を悪くし冷えを招く

体への締めつけは睡眠の大敵。血流が悪くなり手足が温まらないため、快眠は得られない。この末端の冷えに悩む人は多いが、同様に内臓が冷えている人も少なくない。お腹を触るとひんやりする、湯たんぽをお腹《なか》や太ももにのせると気持ちよさを感じるという人は内臓冷えの可能性大。まずは腹巻きをつけよう。腹巻きでお腹を保温すれば、副交感神経が優位になり、深い眠りにつけるはず。

快眠のためにはとにかく締めつけから解放されたい。そこで、思い切ってノーパンで寝るという方法もある。ただし、お腹はしっかり腹巻きでガードすることを忘れずに。

実はノーパン派は意外に多いのだという。締めつけ感が一切なく、解放感が味わえるのは魅力的だが、ノーパンはちょっと抵抗があるという人は、最近注目を集めている「ふん

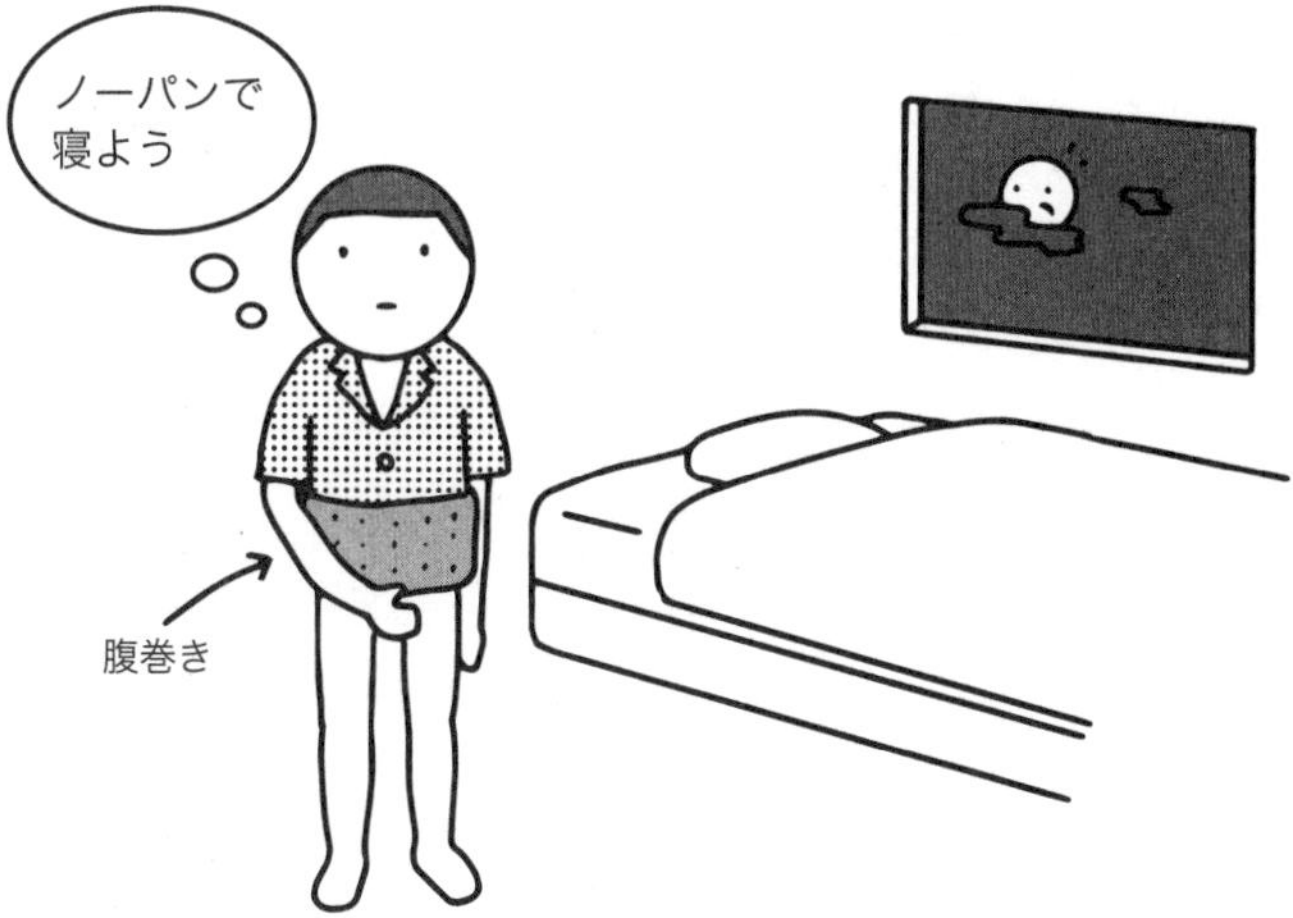

どしパンツ」を試してみてはどうだろう。ゴムは使用されていないので、ウエストはもちろん、鼠《そ》蹊《けい》部《ぶ》を締めつけることもない。血流がよくなり、冷えやむくみの改善につながるとじわじわと人気を集めているのだ。昼間は普通のショーツ、就寝時はふんどしパンツと使い分けてみるのもおすすめ。

睡眠
知っ得MEMO

足がつる人はレッグウォーマーで温めて予防しよう！

睡眠中に足がつるのは本当にツラいもの。筋肉疲労や水分不足に加え、冷えも原因のひとつ。靴下を履いて寝ると熱放散の妨げになるので、足を温めるならレッグウォーマーがおすすめ。圧迫感のないゆるめのものを選ぶようにしよう。

キャンドルのオレンジ色の灯《あか》りに包まれぼんやりすごす極上の癒やしタイムを

KEYWORD ▽ キャンドルを灯《とも》す

温もりのあるほのかな灯りとゆらぎがリラックスを誘う

色や明るさには人間の体をリラックスさせたり、活動的にさせたりする働きがある。たとえば、温《ぬく》もりのあるオレンジ色は副交感神経を優位にし休息モードに、蛍光灯などの白色系は交感神経を刺激して活動モードにそれぞれ導く。さらに明るさの程度もリラックス具合を大きく左右。照度の低いほうがよりリラックスできるといわれている。オレンジ色でほのかに明るいキャンドルの炎を見ていると落ち着くのはそのためだ。

さらにキャンドルは「f分の1のゆらぎ」と呼ばれる不規則なゆらぎを持っている。川の水音や小鳥のさえずりを耳にすると気分が落ち着き、電車の揺れを感じると眠くなるというのも、この「f分の1のゆらぎ」の効果。キャンドルは手軽に癒やしを得るための最強ツールといえるだろう。

雨の音にもある「f分の1のゆらぎ」

雨音を聞き分けるだけでも脳の働きに「f分の１ゆらぎ」効果あり！

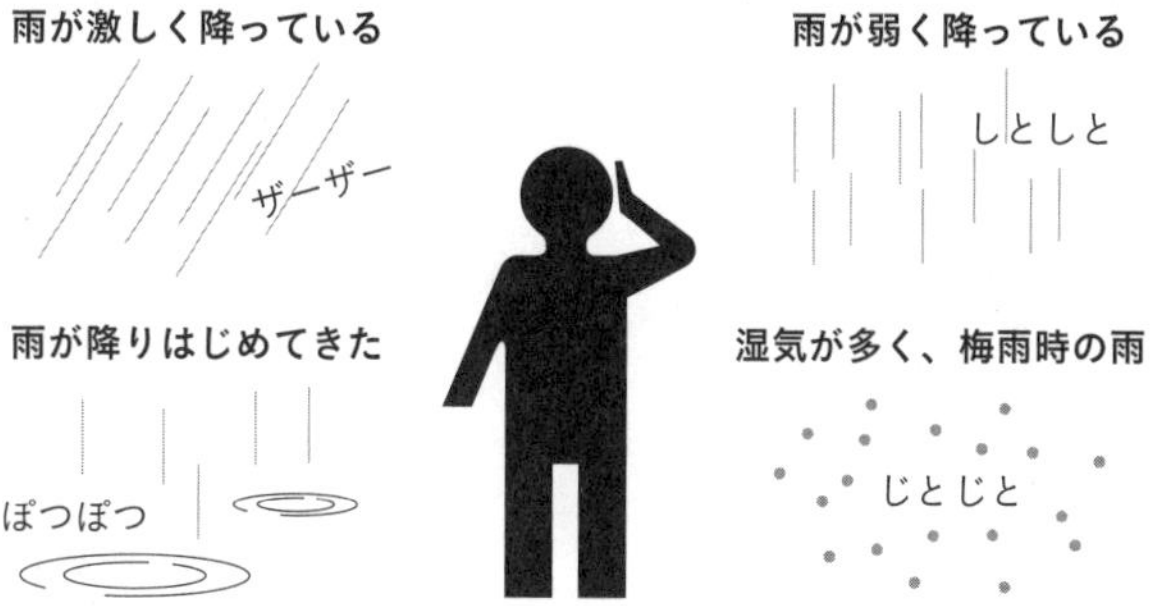
雨が激しく降っている
ザーザー
雨が弱く降っている
しとしと
雨が降りはじめてきた
ぽつぽつ
湿気が多く、梅雨時の雨
じとじと

たまにはリビングの蛍光灯を消し、キャンドルの炎だけですごしてみてはどうだろう。炎を見ているだけで不思議と気持ちが癒やされていく。また、お風呂場にキャンドルを灯《とも》し、のんびり入浴するのもおすすめだ。キャンドルの癒やし効果とお湯の浮力効果で、ゆったり解放されていくのを感じるはず。

睡眠 知っ得MEMO

寝る前の目薬が日中の疲れを癒やし機能回復に力を発揮

寝る前の目薬には目に潤いを与え、睡眠中にデスクワークの疲れを癒やしてくれる効果もある。疲れ目やドライアイに悩む人は試してみては。ただし、成分によっては寝る前の点眼に適さないものもあるので確かめてから使用しよう。

古来から多くの人々に愛されてきたアロマテラピーがやさしく眠りに誘う

KEYWORD▽アロマテラピー、真正ラベンダー

香りを選ぶポイントは、「自分が好き」なことがベスト！

心地よく眠りにつくためには、香りも大事な要素。植物の有効成分を含んだ精油（エッセンシャルオイル）で自然治癒力を高める「アロマテラピー」は、睡眠の質をよくすることでも知られている。副交感神経を優位にし、リラックス効果をもたらす力が精油にはあるのだ。中でもラベンダーは精神を安定させる

といわれるが、眠りに効果があるのは、鎮静効果をもたらす成分「酢酸リナラル」を35%以上含む「真正ラベンダー」だ。ただし、科学的に効果が証明されても、香りが気に入らなければ、かえって気持ちが乱され逆効果になってしまう。香りを選ぶ際の決め手は、「自分が好きかどうか」。心地いいと思える香りが、もっとも効果を発揮するのだ。

真正ラベンダー以外でリラックス効果があるとされるのは、ユーカリ、ペパーミント、

クセがなくて使いやすい５つのアロマ

真正ラベンダー
さわやかなフローラルの香り。深いリラックスや安眠を期待したいときに◎。

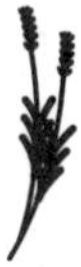

ユーカリ
清涼感があるクリアな香り。息苦しさから解放されたいとき、イキイキしたいときに◎。

ゼラニウム
バラに似たフローラルな香り。自律神経、女性ホルモンを整えたいときに◎。

ペパーミント
スッキリとしたミントの香り。眠気覚ましやアイデアやひらめきがほしいときに◎。

オレンジスイート
果実そのままの甘い香り。気分を明るくしたいとき、ぐっすり眠りたいときに◎。

スイートオレンジ、ゼラニウムなど。最近では、睡眠用に真正ラベンダーをベースにしたブレンド精油が市販されている。コットンに精油を1～2滴ほど含ませて枕元におけば、やさしい香りに包まれて眠りにつける。長く香りを楽しみたいなら、専用のアロマディフューザーを使うのもいいだろう。

睡眠
知っ得MEMO

睡眠に効く香りが記憶を刺激し、認知症改善効果も！

夜用にブレンドされた香りで睡眠を促すアロマは認知症予防にも効果がある。さらに、嗅覚には記憶を誘発させる働きがあり、香りで嗅覚を刺激すれば、脳の記憶を司る器官が活性化し、認知機能の改善につながるとも考えられている。

物音が気になるときは耳栓、歯ぎしり&噛みしめ対策にはマウスピース

KEYWORD ▽ 耳栓、マウスピース

日常に存在するわずかな生活音と歯の食いしばりが睡眠を阻害

わずかな音が気になって眠れなかったという経験を持つ人も多いのではないだろうか。一度気になり出すと、どうしても無視できなくなるのが、こうしたちょっとした生活音だ。脳の聴覚中枢は睡眠中も働いている。そのため、雑音が聞こえてくると脳は睡眠中も情報処理作業を強いられることになるのだ。脳を休ませるためにも音を遮断する必要があり、そのためには「耳栓」が力を発揮する。夜中にちょっとした物音で目を覚ましてしまうという人にもおすすめだ。

耳栓をつけると雑音が消え去り、その分、意識が自然と自分の呼吸へ向かうというメリットもある。耳栓はさまざまなタイプのものがあるので、実際に試してみて、自分の耳の形に合ったものを選ぶようにしよう。

また、睡眠の質を落とすものに歯ぎしりや

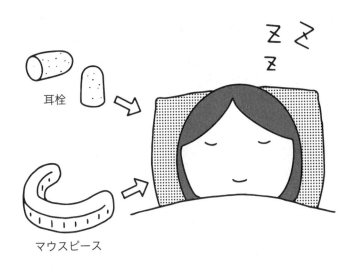

噛みしめがある。これらは歯に強い力を加える行為で、睡眠中も体の緊張が抜けない証拠。これでは深い眠りにつくことなどできない。たかが歯ぎしりと思ってはいけない。歯ぎしりしているときには自分の体重の2～5倍の負荷がかかるといわれているのだ。悪化すれば、歯周病や顎関節症《がくかんせつしょう》につながることもある恐ろしいものなのだ。起床時にあごが疲れている、歯のすり減りが気になるなどの症状があれば、歯ぎしりや噛みしめの恐れがある。

対策は歯科医院でマウスピースを作ってもらい、睡眠中の歯を保護すること。はじめは違和感があるかもしれないが、毎日つけているうちに慣れてくるだろう。また、舌が正しい位置にないことも原因のひとつ。唇を閉じた際、舌先が前歯の裏のつけ根から上あごに沿うように意識するだけでも改善につながる。

睡眠の名言

私は〝睡眠力〟によって
傷とか病気を秘かに治し、
今日まで〝無病〟である。
私は〝睡眠力〟は
〝幸福力〟ではないか、
と思っている。

日本・漫画家

水木しげる

第4章

不眠が吹っ飛ぶ！

眠気を誘う「睡眠の秘訣」

睡眠の質を高めたり、快眠への関心が高まるのに伴い、「眠れないかも……」という眠りへのプレッシャーもふくれるもの。そこで、眠れないときの対処法を知っておけば、睡眠への恐怖や不安も軽減するはず。

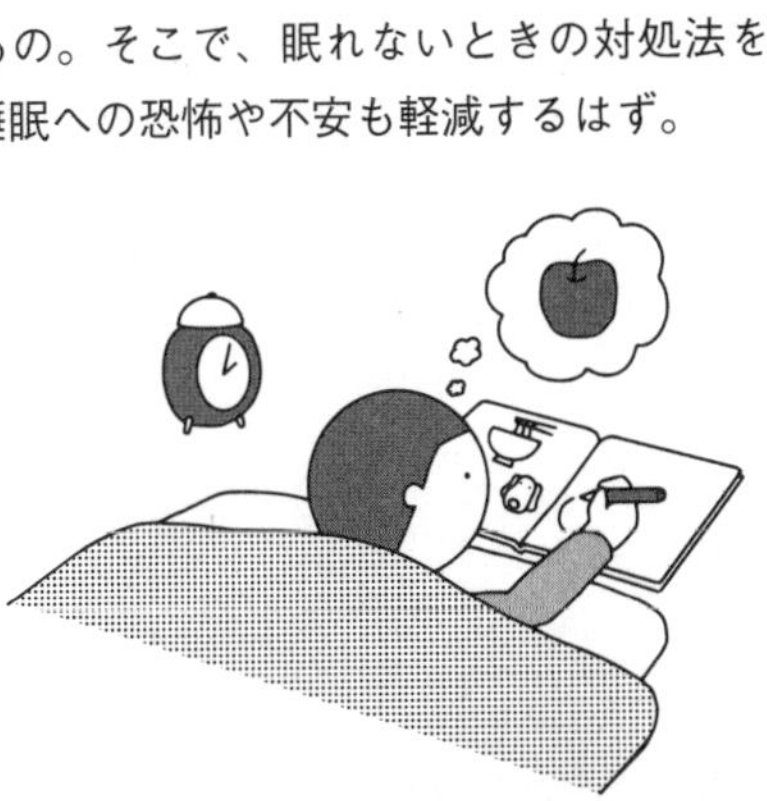

自然の音やクラシック音楽が生み出す心地いい「ゆらぎ」が眠りをもたらす

KEYWORD ▽ f分の1のゆらぎ、クラシック音楽

予測できない不規則なリズムが私たちを癒やしてくれる

適度に音があったほうがよく眠れるという人に試してほしいのが、自然の環境音で構成されたヒーリングミュージックだ。自然の中の音は不思議と気持ちを癒やしてくれる。

164ページで解説したように、川の水音や小鳥の鳴き声などは一定のようでいて、実は予測できない不規則なゆらぎを持つ。この規則的なものと不規則的なものが調和した状態を「f分の1のゆらぎ」と呼んでいる。このゆらぎが副交感神経を優位にし、リラックスに導いてくれるのだ。

クラシック音楽にもヒーリングミュージック同様、「f分の1のゆらぎ」を持つ曲は多く、特にモーツアルトの曲はリラックス効果が高いといわれる。ほかにもブラームスやショパンの子守唄をはじめ、バッハの「G線上のアリア」やドビュッシーの「月の光」

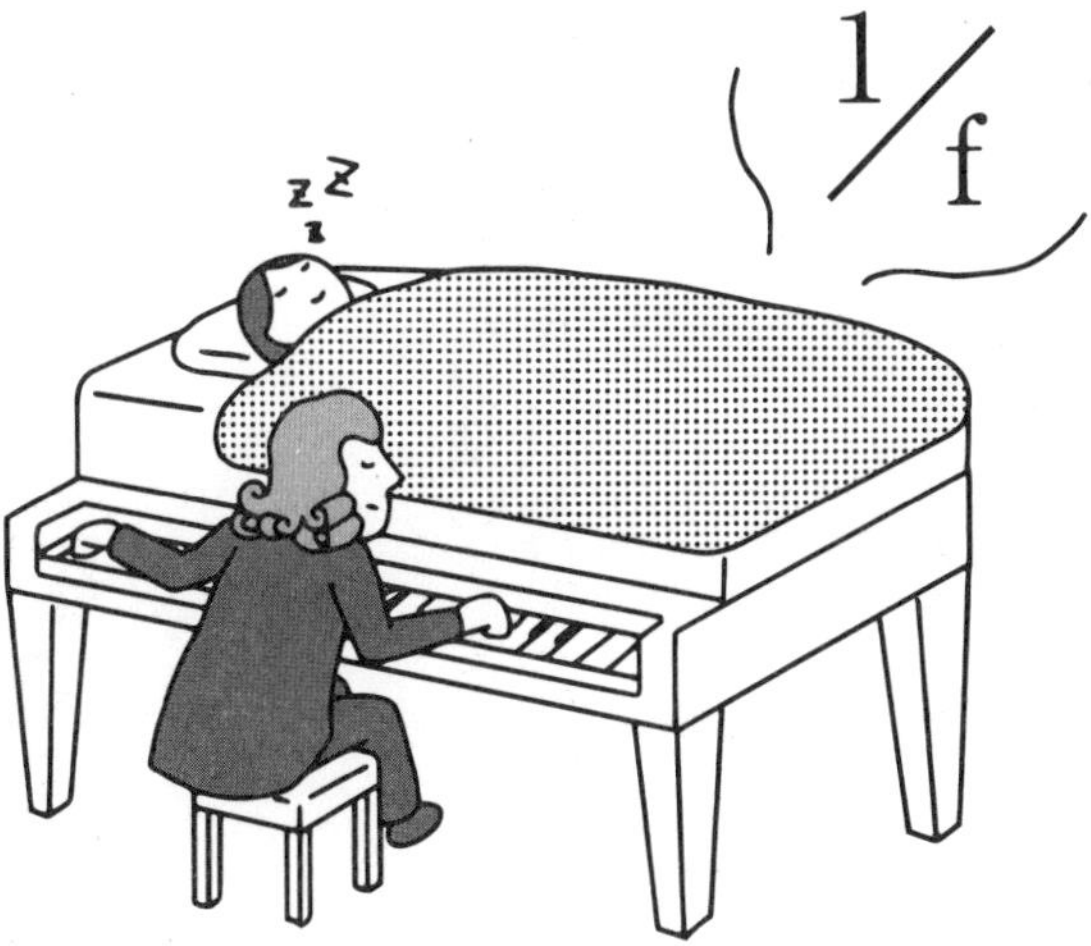

なども気持ちを落ち着かせる効果を持つ。
クラシック音楽にリラックス効果があるのは、「f分の1のゆらぎ」とともに、気持ちが落ち着いているときに出る脳波「α（アルファ）波」が誘発される効果が高いからだ。
クラシックコンサートで眠くなってしまうのは、「α波」が出ているからかもしれない。

睡眠
知っ得MEMO

眠れないときは、「〜ん」の音を頭に響かせる

翌日の仕事など気になることが頭に浮かび眠れなくなってしまう……そんなときは、目を閉じ人差し指で両耳の穴を塞《ふさ》いで「ん〜」と声を出してみよう。ヨガの呼吸法をアレンジしたもので、音の響きに緊張を抑える効果がある。

片づけから目を逸らすために眠る現実逃避型の睡眠は今すぐやめよう！

KEYWORD ▽ 部屋を片づけると快眠が訪れる

ネガティブな感情のまま寝ると片づけができないという負のループ

部屋が汚れている人は、心も乱れている。そう聞いてドキッとする人もいるのでは？

散らかった部屋で生活をしていると、片づけられないダメな自分を常に認識させられることになり、自己肯定感を得ることができない。そんなネガティブな感情を引きずったままでは快眠を得ることはできない。なぜなら、それはイヤなことを忘れるための「現実逃避型の眠り」だからだ。眠りは浅くなり、起きている間も気力がわかず片づけに手をつけられないという悪循環が起きてしまう。

特に寝室には睡眠と関係ないものを散らかして置かないこと。ゲームやスマホ、脱ぎっぱなしの服などが視界に入ると、それらに意識が向くことになり、脳が眠りに集中できなくなるのだ。時間がなくて片づけられないという人ほど不要なものは定期的に処分すべき

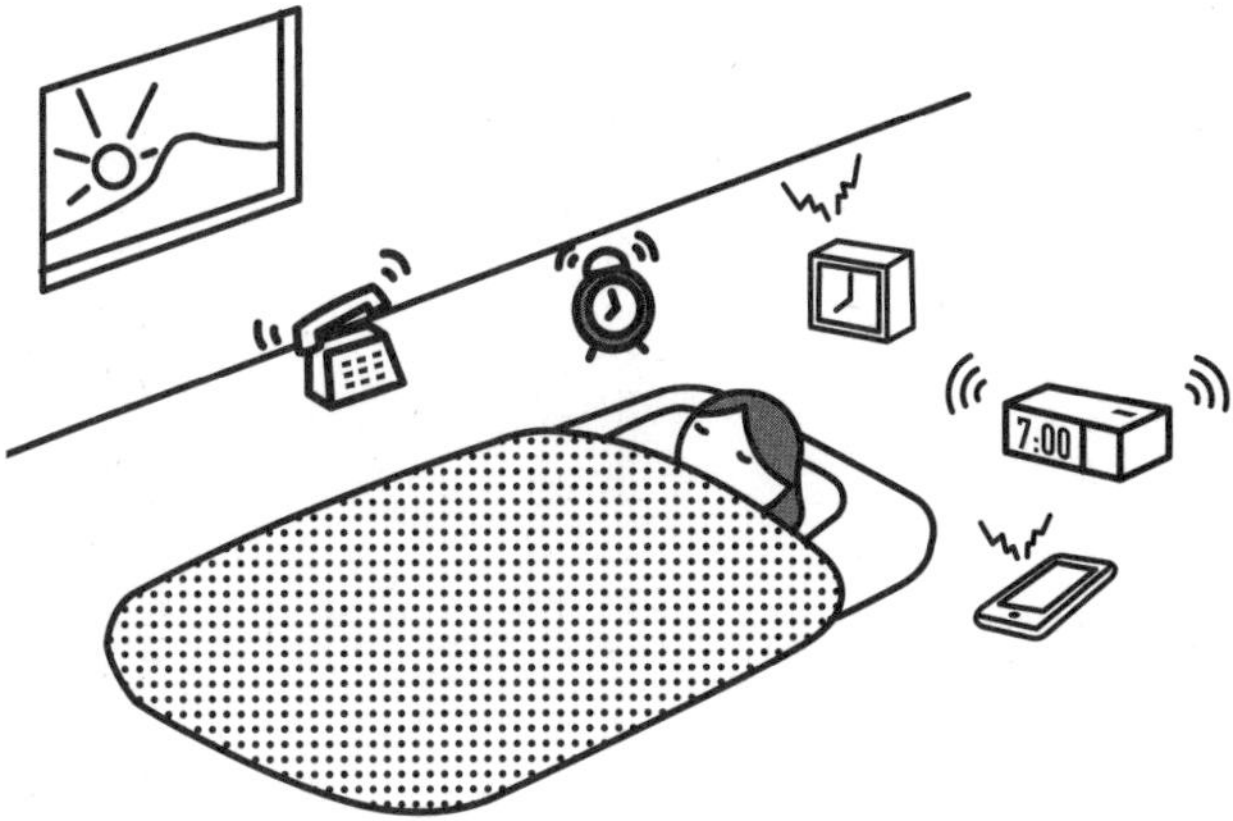

だ。ものが多すぎると、探し物や整理に手間取り、さらに時間に追われるという負のスパイラルに陥ることになってしまうのだ。

不要なものを処分すると思いのほかスッキリするし、１カ所だけでも片づくと、それがきっかけになり、ほかもきれいにしたくなるはず。まずは寝室からはじめてみよう。

睡眠 知っ得MEMO

スヌーズ禁止！せっかくの眠りを邪魔してしまう

時計にスヌーズ機能がセットされていると、睡眠は細切れになり、睡眠効率を下げてしまう。スヌーズなしで１発で起きるためには、部屋を片づけ、目覚まし時計を遠くに置くこと。歩いて止めに行く間に目が覚めるはず。

夕方以降は照明を少しずつ落としていく
スムーズな眠りを誘う照明のルール

KEYWORD ▽ 夕方以降は照明を夕陽の色にする

夕方以降の照明は夕陽色に夜は暖色系にして照度を下げる

人間の体は明るさに左右され、照度によってリラックス度合いが高まるということは、164ページで触れた通り。眠りのためには、夕方5時以降の室内照明は、夕陽のようなオレンジ色にしよう。なぜなら、夕陽を見ると私たちの意識は「家に帰ってくつろぐ時間」へと変化するからだ。夜になったら暖色系の色にして照度を下げていけば、交感神経の活動が徐々に鎮まり、代わりに体をリラックスモードに導く副交感神経が優位になる。

さらに、就寝1時間前になったら、照明の明るさを夕食時の半分程度に落とすこと。150ルクス程度の明るさにすれば、睡眠ホルモンと呼ばれる「メラトニン」の分泌が高まり、心身をリラックスさせ、入眠しやすいよう体をコントロールしてくれる。最近は照度を測るスマートフォンの無料アプリもある

明るさの目安になる色温度のイメージ

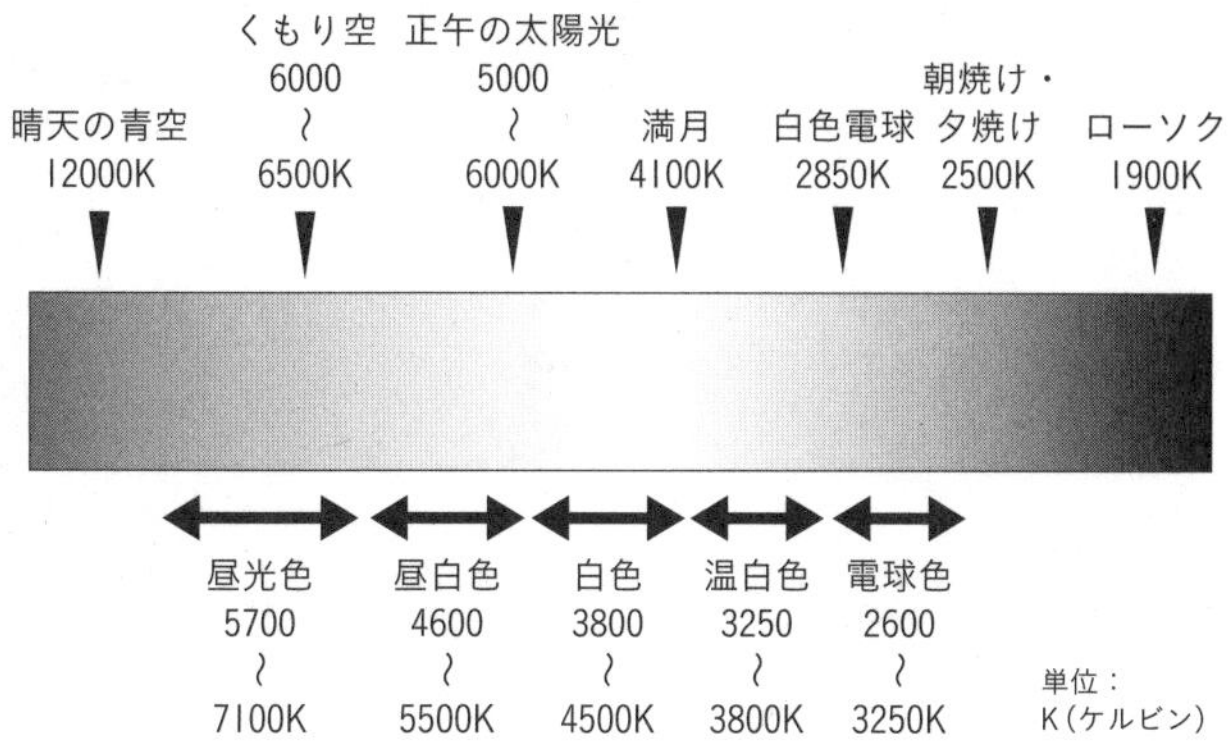

ので、明るさの目安を確認するのもいい。

夕方がすぎても、たとえばコンビニエンスストアのような照度の高い白色灯の下に長時間いるのは要注意。メラトニンが分泌されないため体内時計が後ろにずれ込むことに加え、交感神経が優位な状態が長く続くことになり、眠気が訪れなくなってしまう。

睡眠
知っ得MEMO

寝室の空気は
意外と汚れている！
朝晩は必ず換気を

人間は１日の約３分の１を寝室ですごしている。つまり、毎日吸う空気の３分の１は寝室で吸っているのだが、寝具のホコリやダニの死骸などで、寝室の空気は意外に汚れている。きれいな空気を吸うため朝晩の換気を忘れずに！

横向きで寝てイビキから解放されよう！ただし、体のゆがみ対策も忘れずに

KEYWORD▽横向きで寝る、抱き枕

横向き寝はイビキ軽減と血流改善に効果がある

イビキは、仰向けで寝ることで舌が喉の奥へ下がり、気道が狭くなることが原因のひとつというのは、126ページで解説した通り。女性の場合、更年期をすぎると喉の筋肉が弱くなりイビキをかきやすくなるともいわれている。イビキは睡眠障害のひとつ。放っておけば、慢性的な疲労に襲われ、さらに生活習慣病も引き起こしかねない恐ろしいもの。できるだけ早く改善しよう。

すでに紹介した「舌まわし体操」に加え、横向きで寝ることもイビキ軽減にはおすすめ。横向きになれば、舌が喉の奥に下がるリスクを減らすことができるからだ。また、寝返りが打ちやすくなり、血液や体液がバランスよく流れるというメリットもある。

ただし、横向きで寝ると上側になった腕や足の重みで関節や筋肉に負担がかかり、骨盤

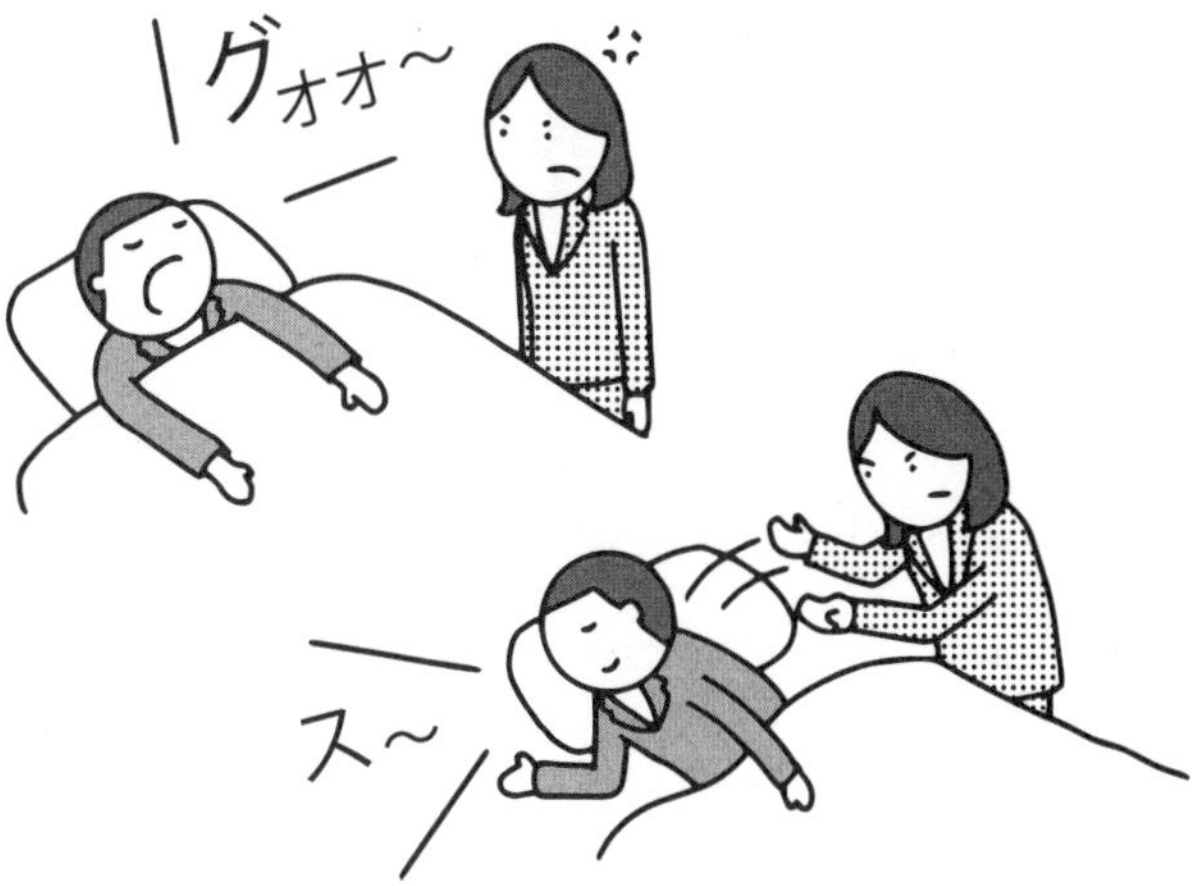

がゆがむ恐れがある。それを防いでくれるのが抱き枕で、バスタオルやクッションで代用することもできる。腕で抱きかかえ、太ももから膝にかけて挟むようにして寝れば、重力が分散され、体の負担をかなり軽減できる。姿勢が比較的安定し、寝ている間に仰向けになってしまうことの予防にもつながる。

睡眠
知っ得MEMO

睡眠中の口呼吸は
イビキの大敵！
テープで防止対策を

鼻呼吸に切り替えれば、イビキを軽減させることができる。寝ている間に自然と口が開いてしまうという人にはドラッグストアなどで販売されているテープがおすすめ。鼻に貼って鼻腔《びこう》を広げるタイプと、口に貼るタイプがある。

睡眠の質を落とすデジタル疲れ デジタルデトックスで睡眠を取り戻す

KEYWORD ▽ デジタルデトックス

アプリやWi-Fiがなくても実はそれほど困らない

スマホが手放せない、ついついゲームに手を出してしまう。そんな習慣を続けている人は、知らず知らずのうちにデジタル機器にコントロールされている恐れがある。そうなれば質のいい睡眠を手に入れることはできない。そこで、思い切って「デジタルデトックス」をしてみよう。デジタルデトックスとは、デジタル機器の使用を控えることでストレスを軽減し、現実世界でのコミュニケーションを見直すこと。方法は次の3つだ。

まず、「メールやラインには即レスしない」。レスポンスを早くすれば、相手も即座にそれに応え、結局いつも返信に追われる状態になってしまう。仕事の案件以外の返信は、急ぐ必要はない。次は「ソーシャル系アプリを削除する」。SNSはいったんはじめると離れられなくなり、一方的に入ってくるニュー

こんな人は「デジタルデトックス」をしてみよう!

- スマホの通知が常に気になる
- 暇になるとついスマホを手に取ってしまう
- スマホがないと、なんだか落ち着かない
- スマホの見すぎで目の疲れや肩こりに悩んでいる
- 寝る直前までスマホを見ている
- スマホばかり時間があるとつい見てしまう

スなどの膨大な情報にふりまわされ、自分にとって大切なものを見失ってしまう。そして、「Wi-Fiを切断する」。Wi-Fiがないと不便という人は多いかもしれないが、実際にやってみると意外に困らないことに気づくはず。必要なときにつなぐという、自分でコントロールする意識が大事なのだ。

睡眠 知っ得MEMO

寝室持ち込みNGでながらスマホを撃退しよう

スマホの光に含まれているブルーライトは睡眠ホルモンである「メラトニン」を減少させ、さらに交感神経を刺激する。快眠を得るどころか、寝つきが悪くなる。ながらスマホを防ぐため、寝室にはスマホを持ち込まないようにする。

横になって深い呼吸を繰り返すだけ！「寝ながら瞑想《めいそう》」で簡単にリラックス

KEYWORD ▽ 寝ながら瞑想《めいそう》

目を閉じて深い呼吸をすれば知らずに眠りに落ちていく

欧米のビジネスパーソンの間で「瞑想」が注目されているのは、122ページで述べた通りだが、それだけに、さまざまな瞑想法が開発されている。中でも、快眠セラピストの三橋美穂氏がもっとも簡単な方法として推奨するのが寝ながら行う瞑想だ。

ベッドで仰向けになり、目を閉じて静かにゆっくり深呼吸をするだけ。両足は肩幅くらいに広げ、手のひらは天井に向け体から少し離す。ゆっくり深呼吸することで、少しずつ全身の力が抜けていくことを感じてみよう。仰向けになって深い呼吸をするだけというシンプルな方法だが、眠りに誘う効果はバツグン。余計なことが浮かんできそうになったら、それを吐く息と一緒に外に出すイメージで吐き出そう。ヨガのレッスンでも必ず行われるこのポーズは、数あるポーズの中でも究極の

「寝ながら瞑想」の基本のやり方

1 ベッドや布団に仰向けに寝て、両足を肩幅くらいに開く。手のひらは天井に向け、腰から少し離れたところに置く。

2 意識を眉間に集中させ、静かにゆっくり深呼吸する。吐く息に意識を向け、吸う息は自然に任せる。

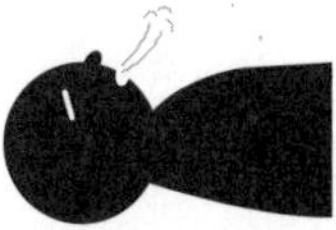

3 1と2を繰り返し、ほかのことが頭に浮かんだら意識を呼吸に戻す。心が静かになったらそのまま眠る。

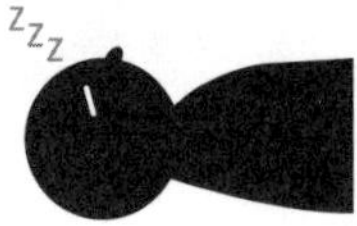

リラクゼーションが得られるといわれている。

意識を呼吸に集中させることができたら、頭の中にキラキラ輝く純白の光で体が満たされるイメージを描いてみよう。その光が今自分がいる部屋から、世界、宇宙にまで広がることを想像すれば、より深いリラクゼーションを得ることができるのだ。

睡眠 知っ得MEMO

眠れないときの特効薬は哲学書だった!?

難解な本を読むと、その苦痛を取り除くための鎮静効果があり気分の高揚などをもたらす「β（ベータ）エンドルフィン」という神経伝達物質が分泌される。この物質が眠気を促すので、眠れないとき用に哲学書などを枕元に置いてみては。

感謝の言葉には脳波を整える力がある イライラしたときこそ「ありがとう」を！

KEYWORD▽どんなときも「ありがとう」と言ってみる

1日中がんばった自分に対し、「ありがとう」と言葉にしてみる

実は脳は言葉の暗示にかかりやすい。「休息」や「穏やか」といった睡眠に関連するリラックスワードを口にすると、寝つきがよくなるという研究結果もあるほどだ。

感謝の言葉にも同様の力がある。「ありがとう」と言われてイヤな気持ちになる人はいないように、言った本人もやさしい前向きな気持ちになれるもの。人は怒ったり、イライラしたりしながら感謝することはできない。「ふざけんなよ、ありがとう」や「もうイヤだ！ありがとう」はあり得ない。そこで、ストレスがたまりそうになったときこそ、感謝の言葉を口にしよう。1日中がんばった自分に対する「ありがとう」も効果的だ。

言葉は口に出せばより力を発揮する。日常の中で常に「ありがとう」と声をかけていれば、脳波が心身ともにリラックスした状態の

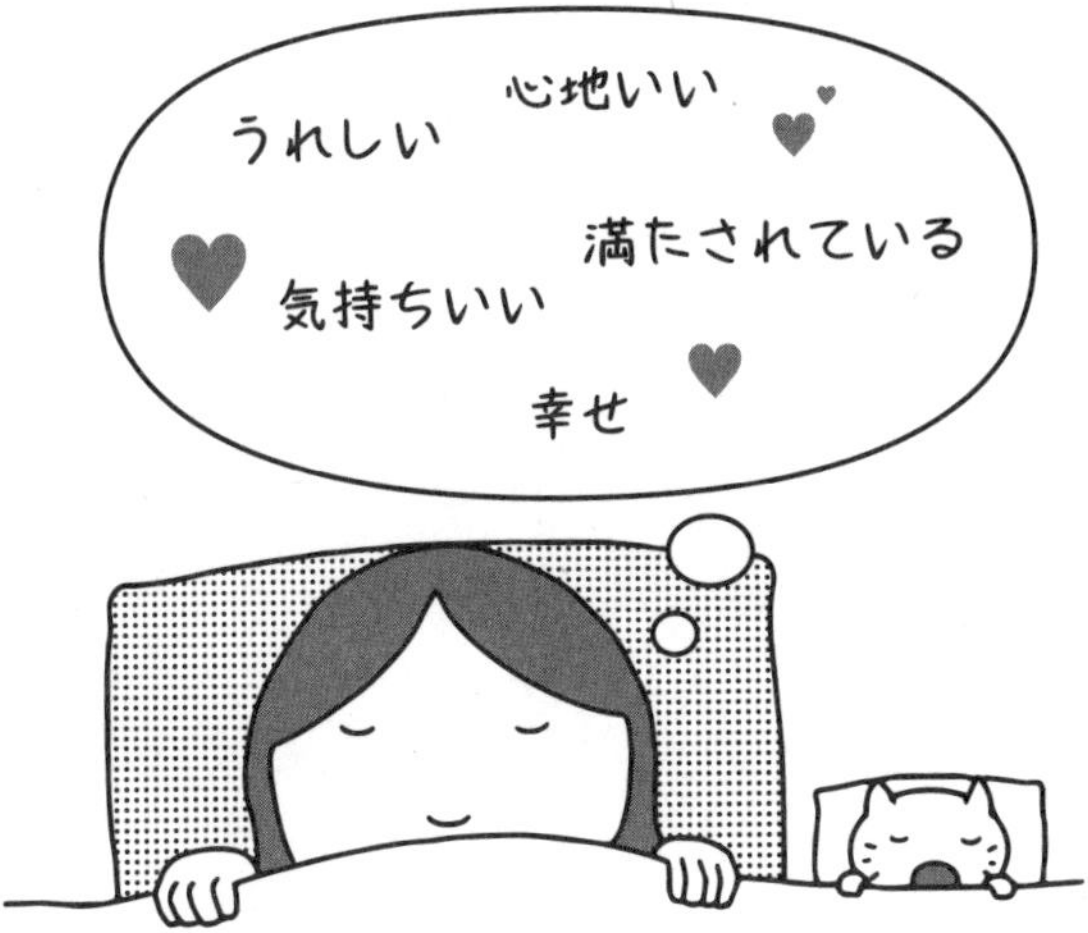

ときに発するα（アルファ）波に変わり、脳疲労が回復した状態で眠りにつくことができるだろう。感謝を習慣化することは、脳疲労の解消に加え、人間関係を円滑にする効果もある。仕事で失敗してしまったなど、感謝の言葉をとても口にできないと思ったときほど、「ありがとう」と言葉にしてみよう。

睡眠
知っ得MEMO

**涙には癒やし効果あり
号泣すれば
ぐっすり眠れる！**

泣くことにはストレスを解消させる働きがある。涙が副交感神経を優位にし、リラックス効果をもたらすのだ。悲しくても泣いたらスッキリしたというのはそのため。イライラや怒りを感じたら、泣ける映画やドラマを観て号泣してみよう！

靴下をはいて寝るのは眠りにはNG！熱放散が妨げられ、寝つきも悪くなる

KEYWORD▽靴下をはいたまま寝ると快眠できない

靴下で足を温めた状態ではスムーズな入眠は得られない

冷え性で、寝るときも靴下をはいているという人は多いようだ。中には重ねばきしている人もいるのではないだろうか。足を温めるとスムーズに眠れるような気がするのかもしれないが、実はそれは間違いだ。靴下をはいたまま寝ると、深部体温を下げるために足から熱を逃すことができなくなってしまう。そうなれば、なかなか入眠できないことに加え、眠りの質を下げることになるのだ。

電気毛布や湯たんぽを用いるという方法もあるが、寝ている間中温めてしまうと熱放散が起きず、睡眠の妨げになる。これらの暖房器具を用いるのであれば、温まって血行がよくなったと感じたところで外すようにしよう。そうすれば深部体温が下がっていく。

足が冷たくて眠れないという、いわゆる「冷え性」と呼ばれているのは、遺伝的に血管が

睡眠のメカニズム

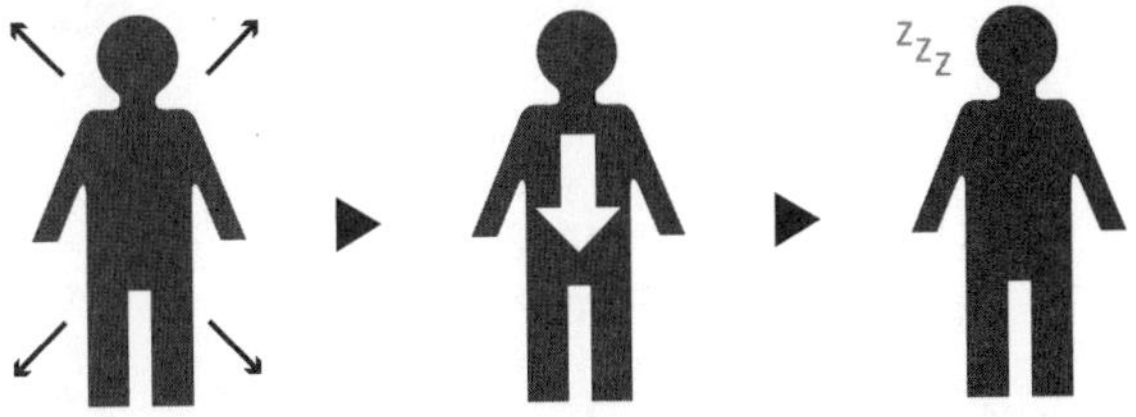
体から熱が
放射される
体の内部温度が
下がる
睡眠が
誘発される

靴下をはいて足を温めすぎると熱を逃がすことができなくなり、寝汗をかいてそのせいでかえって体が冷えてしまう可能性も。

細い場合や、タバコを吸う習慣があるなど、さまざまな原因が考えられる。それらを解消するためには、運動やマッサージの習慣をつけて血流を増やしたり、タバコをやめるなど生活習慣を改善したりする取り組みが必要だが、短期的な改善策としては、寝る前の入浴や足湯で血行をよくすることがおすすめ。

睡眠 知っ得MEMO

貧乏ゆすりでは眠りに必要なゆらぎは作れない

電車で眠くなるのは揺れから「f分の1のゆらぎ」を感じるためともいわれる。では、貧乏ゆすりで揺れを作れば眠りにつけるか。答えはNOだ。脳が貧乏ゆすりのリズムを作ろうと活動し、かえって眠りを邪魔してしまう。

ムリに寝ようとすれば不眠が進んでしまう眠れなければ一度ベッドから離れよう

KEYWORD ▽ 眠れないときは寝室を出る

眠れないときに焦りは禁物！ますます眠りが遠ざかっていく

これまで紹介してきたさまざまな入眠法を試しても眠れないという人もいるかもしれない。そこには心理的な要因が絡んでいることも多い。長期間、不眠が続くと寝室に入るだけで緊張するようになってしまい、その結果、ますます眠れなくなるという悪循環を生み出すのだ。ベッドの中でムリやり眠ろうとする時間が長くなると、「ベッド＝眠れない場所」という意識が脳に刷り込まれてしまう。また、暗いところで目を閉じて横になっていると、どうしてもネガティブな思考に捉われてしまい、どんどん不安が押し寄せてくることにもなりかねない。寝つけないとき、「眠らなければ」と焦りすぎないことも必要だ。焦れば焦るほど緊張が高まり、交感神経が優位に働くことになるからだ。そうなればますます覚醒し、眠りに必要なリラックスから遠ざかる

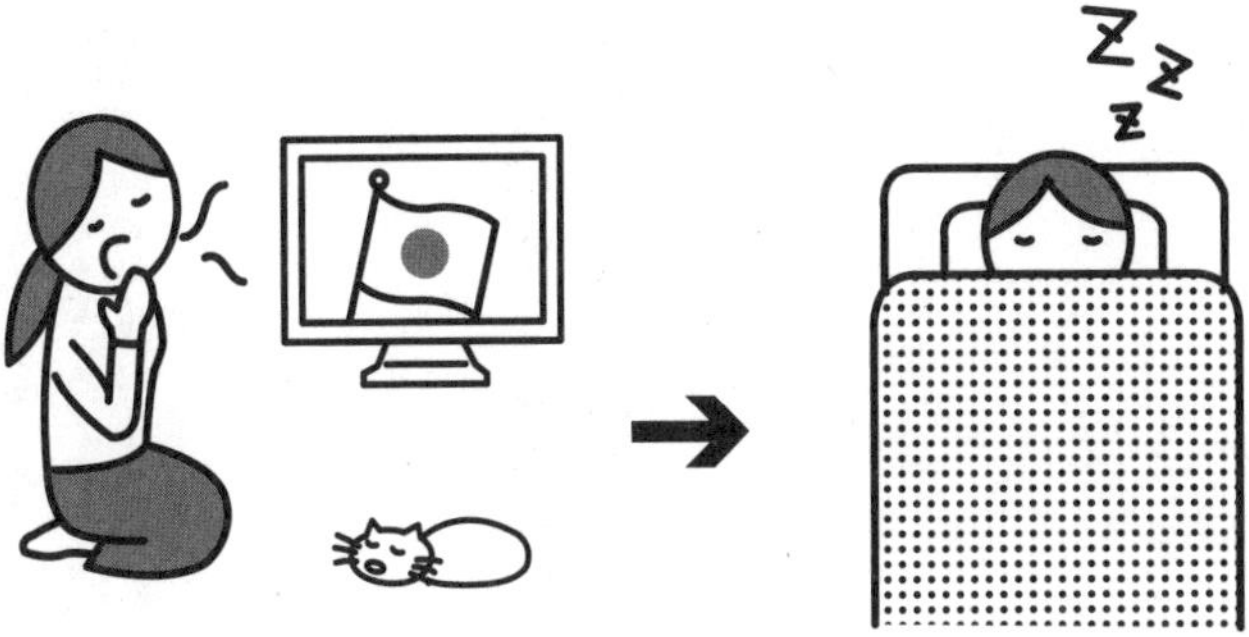

ことになる。
どうしても眠れなければ、いったんベッドから離れ、リビングなど寝室以外の場所で本を読んだり音楽を聴いたりしながら眠気が訪れるのを待ち、眠くなったタイミングでベッドに戻るのが正解。そうすれば、「ベッド＝眠る場所」と脳が認識し、その後もスムーズに入眠できるようになるはず。
つまり、眠れないままベッドにいるのはNGだ。ベッドや布団にいる時間は「実質睡眠時間＋30分」に抑えるようにしたい。たとえば、実質睡眠時間が6時間なら、寝床にいる時間の目安は6時間30分になる。また、眠れないときは絶対に時計を見ないこと。時間がわかると、「もう○時になってしまった」「あと○時間しか眠れない」と焦りに拍車をかけることになってしまう。

眠れない夜に浮かぶモヤモヤした不安はかたっぱしから書き出してみよう

KEYWORD▽不安のアウトプット

漠然としたままだと不安はふくらむ言語化して正体を突き止めよう

日々生活していて、不安なことなど何もないという人はいないだろう。仕事や人間関係の悩み、さらには健康問題など、誰もが何かしらの不安を抱えている。日中は目の前のことに追われ、ある程度やりすごすこともできるが、寝つけない夜に考えはじめると、不安はどんどん大きくなっていく。大きな不安が頭の中に居続けると、脳は処理できないストレスを抱えることになり、脳疲労を起こしてしまう。脳疲労は寝つきを悪くしたり、深い眠りを得られなくしてしまうもの。つまり、ますます眠れなくなってしまうのだ。

不安は漠然と抱えていると大きくなっていく。そうならないために効果的なのが「不安のアウトプット」だ。枕元にノートとペンを置き、頭に浮かんだ不安を書き出してみよう。「明日のプレゼン」「健康診断の結果」「子ど

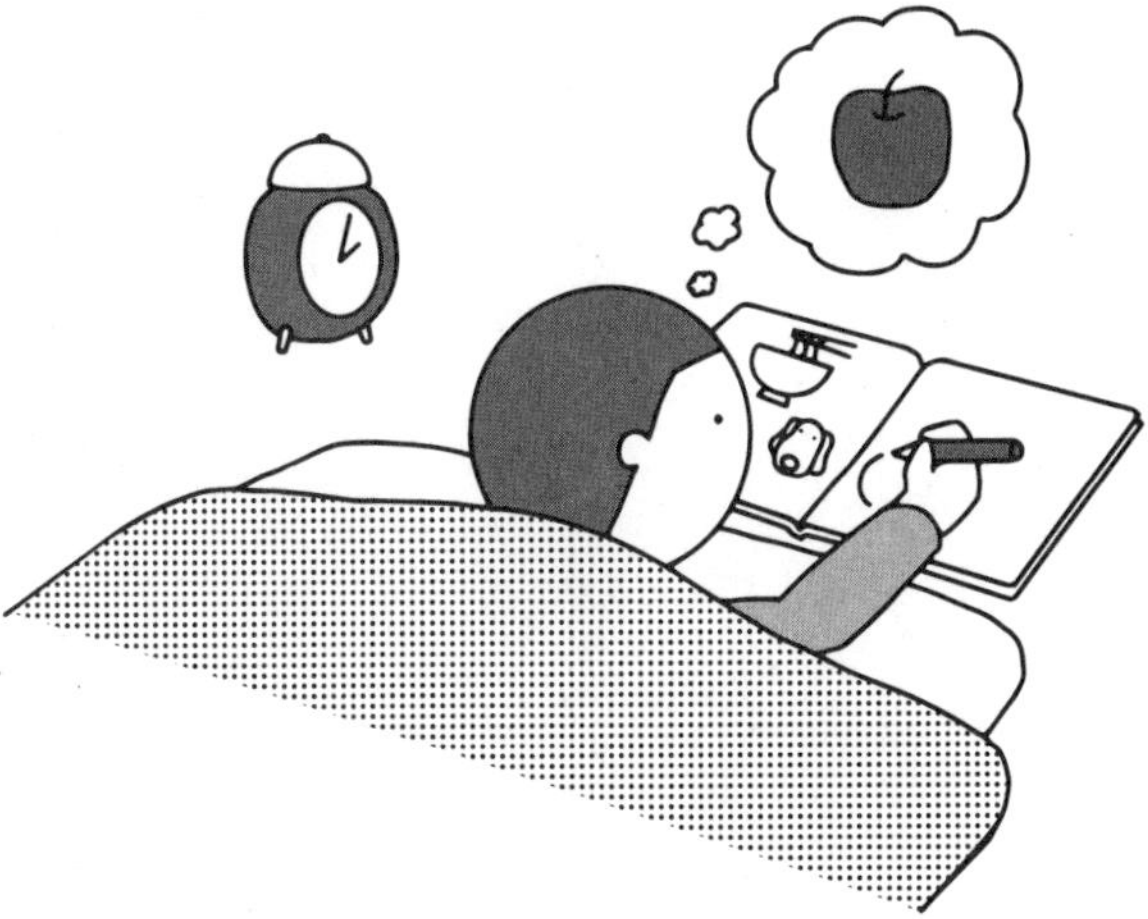

もの受験」など具体的に書き出せば、気がかりなことが明確になり、不思議と気持ちが落ち着いていく。不安を言語化することで、自分の状況を客観的に見つめることができるからだ。今考えても仕方がない、明日起きてから対処しようと思えるようになり、脳のストレスはかなり軽減されるはず。

睡眠 知っ得MEMO

眠れないときは満天の星に目を向けよう

家庭用プラネタリウム「ホームスター」（セガトイズ）を使った実験によると、就寝前に星を見ると寝つきがよくなり、深い睡眠が得られることが証明されたという。眠れないときはベッドを離れ、夜空に輝く星を眺めてみよう。

15～30分の昼寝は仕事の効率をあげて夜の睡眠の質もあげてくれる

KEYWORD ▽ 短時間の仮眠を取る

社内で仮眠を取りにくいときは目を閉じるだけでも効果あり

昼寝は子どもだけのものではない。ビジネスパーソンも昼寝をうまく取り入れれば、仕事の効率が上がり、なおかつ夜の睡眠の質をあげることもできる。

おすすめはランチ後の睡魔が襲う12～15時の間に、15～30分程度の仮眠を取ること。とはいえ、仮眠室があるならまだしも、社内では本格的に寝るのははばかられるという場合もあるだろう。その際は軽く机に伏せたり、座ったまま軽く目を閉じているだけでもＯＫだ。「目は露出した脳」といわれるくらい目と脳は密接に関係し合っていることは１１２ページで解説した通り。目が開いている間は、常に脳は働き、その分疲労もたまっていく。そのため、目を閉じて視覚情報をシャットアウトするだけでも、十分脳を休ませることはできるのだ。ハンカチをアイマスク代わりにし

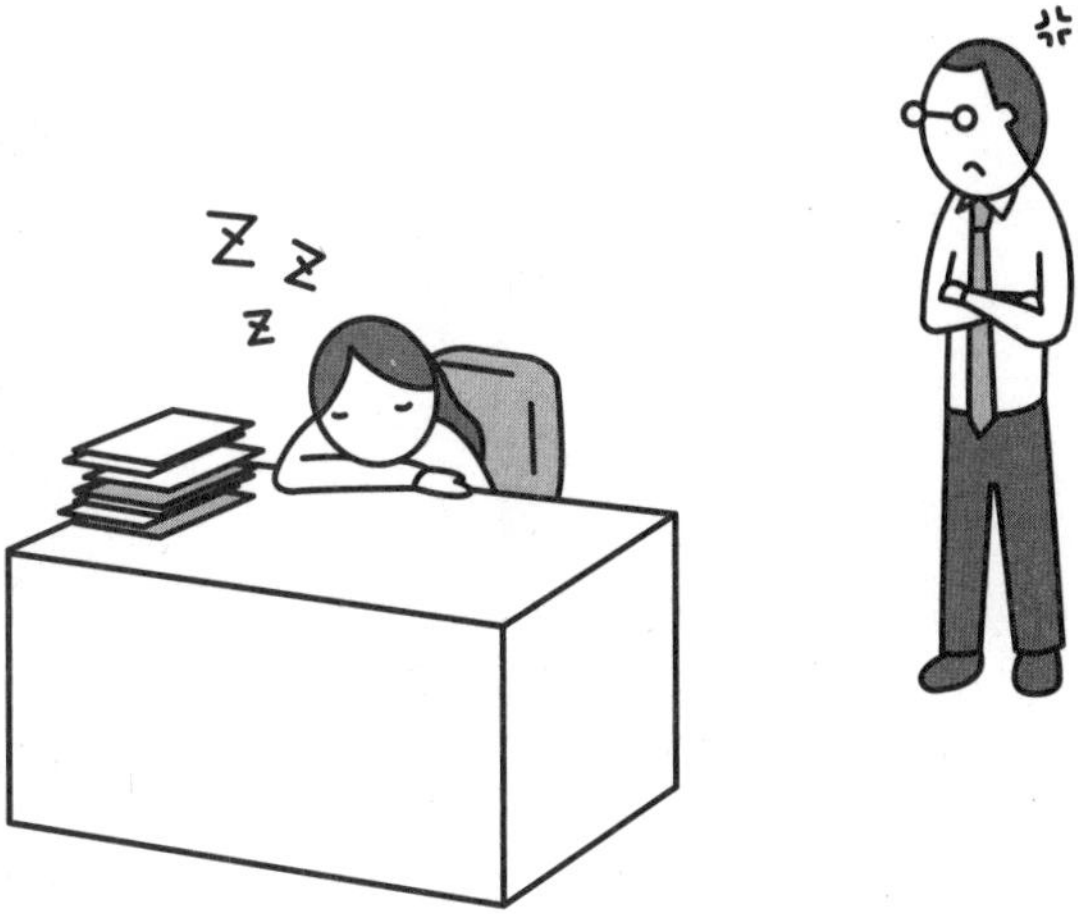

て顔にかぶせたり、１００円ショップで手に入るような耳栓をするなどすれば眠りに入りやすくなる。
15〜30分程度の仮眠でも、脳の疲労が改善されるため、集中力が高まり、頭がクリアになったことを実感できる。寝すぎると夜の眠りに影響してしまうので気をつけよう。

睡眠
知っ得MEMO

1時間以上の昼寝は認知症の発症率をなんと2倍にする！

認知症予防・治療の第一人者、朝田隆医師らが「昼寝の習慣と認知症の発症リスク」の解析を行うと、昼寝の習慣がない人に比べ、1時間以上昼寝をする人は発症率が2倍という結果が出た。「昼寝は30分まで」を忘れずに。

通勤電車で寝ているから睡眠は十分!? 細切れ睡眠では意味がない!

KEYWORD▽細切れ睡眠は見直すべき

至福の時間ともいえる電車内睡眠 しかし脳と体にはNGだった

通勤車内でしばしば目にするのが居眠りをしている人。都心へは特に通勤時間が長い場合も多く、187ページでも述べたように、電車の揺れには「f分の1のゆらぎ」があり、通勤電車は眠りの誘惑にあふれている。

電車内で居眠りしている人を見ると、ほとんどが、ぴくりともせずに眠っているが、これは深いノンレム睡眠に入っているから。36ページで解説した通り、眠りから覚醒する場合、眠りが浅いレム睡眠に移行したのちに目覚めていく。しかし、通勤電車の短い睡眠ではそれは不可能で、たいていの場合、深いノンレム睡眠からいきなり覚醒することになる。当然、目覚めは悪く、職場に着いても、頭がぼんやりしていることになりかねない。

さらに問題なのは、通勤電車で寝ているから睡眠時間が足りていると勘違いしてしまうこと。同じ6時間でも、連続睡眠と細切れ睡眠を取った場合とでは、眠りの質はまったく違う。細切れ睡眠では、ノンレム睡眠とレム睡眠を繰り返すという正しい睡眠サイクルを得ることはできず、睡眠負債をためてしまう。「行き帰りの電車で寝ているから大丈夫」と考えている人は、今すぐ改善を！

帰宅時の電車内睡眠をすると夜眠れなくなる!

帰宅時の電車のような午後の遅い時間に寝てしまうと、家に着いてからの本格的な睡眠の質が大きく下がる。すると、翌朝になっても疲れが抜け切らず朝や帰りの電車でまた眠ってしまうという悪循環に陥ってしまう。

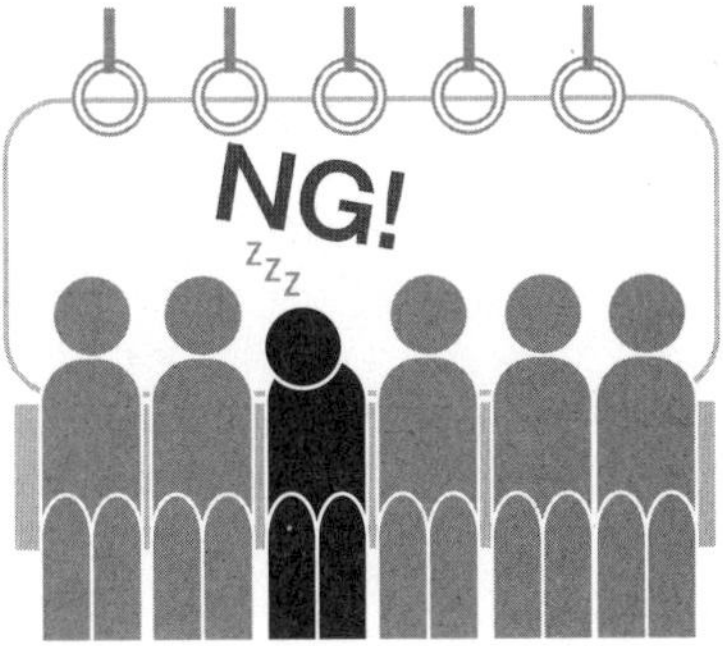

睡眠
知っ得MEMO

休日の朝にやりがち 幸せな二度寝は 脳に負担をかける

二度寝から目覚めた際、最初に起きたときより頭が重く感じることがある。これは、一度起きた体を再び眠らせたため脳と体が覚醒モードに戻るのに時間がかかるからだ。予定より早く目覚めても、眠くなければ起きたほうが◎。

眠りが浅いと感じたら睡眠時間を減らす！自分に最適な睡眠時間を把握しよう

KEYWORD▽睡眠時間制限法

年齢とともに睡眠時間は短くなる 眠れないからと悩む必要はなし！

加齢によって眠れなくなったという悩みを持つ高齢者も多いようだが、実は加齢に伴い必要な睡眠時間は短くなっていくのだ。厚生労働省が発表した「健康づくりのための睡眠指針２０１４」によれば、65歳の適切な睡眠時間の目安は6時間とされている。１８９ページでも述べたように、寝床にいる時間は「実質睡眠時間＋30分」を意識すべきだが、眠れずに悩んでいる高齢者ほど寝床にいる時間が長いというデータもある。

寝床に長くいることが眠りを浅くする原因にもなるため、ぐっすり眠るには睡眠時間をぐっと圧縮するというのもひとつの方法だ。これは「睡眠時間制限法」と呼ばれるもので、不眠治療の現場でも用いられている。ムリに早く寝ようとせず、むしろ「遅寝早起き」を心がけるほうが快眠を得られるのだ。

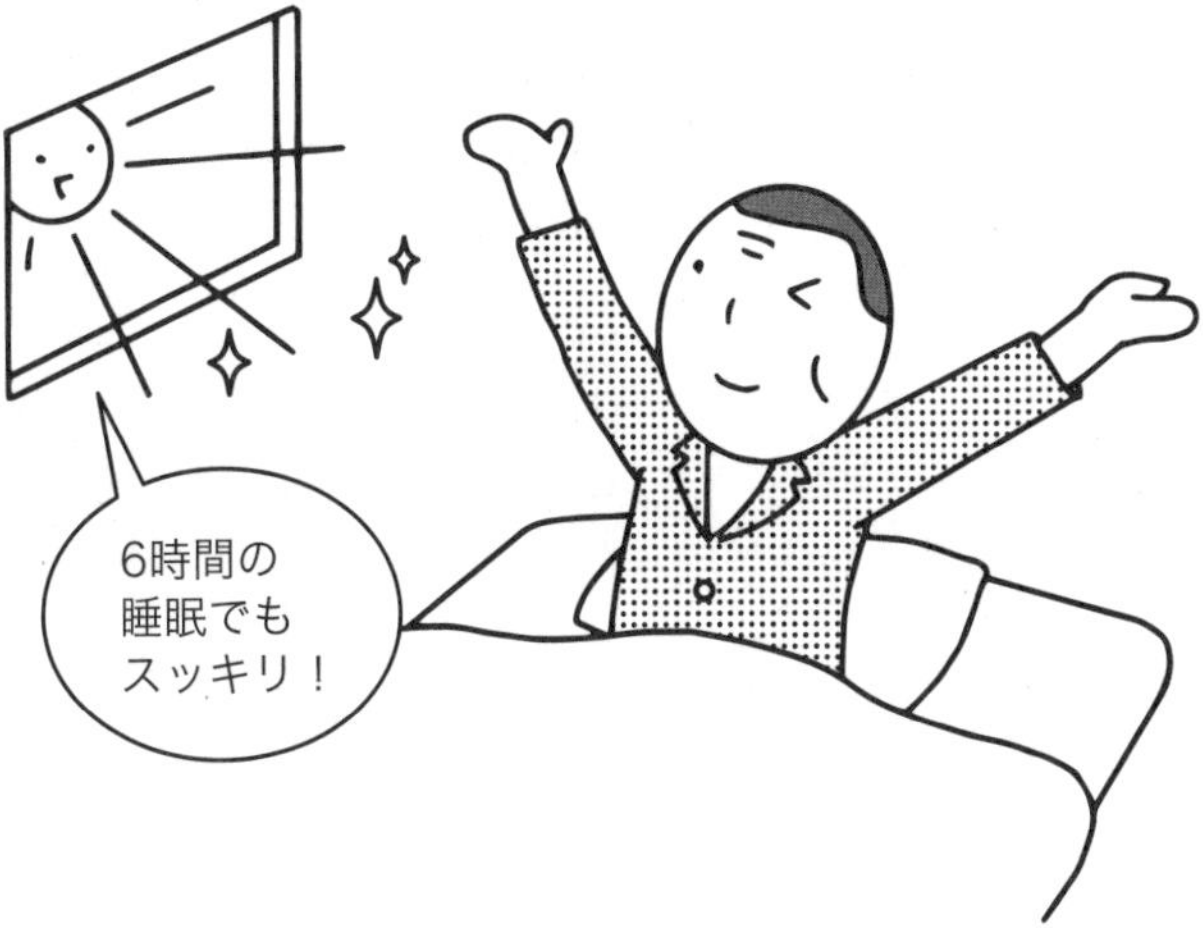

また、自分にとって最適な睡眠時間を割り出すために、「睡眠日誌」をつけるという方法もある。睡眠時間に加え、日中眠気に襲われた時間や昼寝の有無、さらに仕事や家事、入浴など日常のタスクを記録し、それぞれの関係性を調べることで自分に最適な睡眠時間や快眠リズムが見えてくるのだ。

睡眠
知っ得MEMO

長時間睡眠は悪か!?寝ないほうが長生きできる!?

心拍数で生物の寿命を見ると、心拍数が遅いほうが寿命が長く、早いほうが短命といわれる。だが、睡眠時間が心拍数に大きな影響を与えることはないので、寿命と心拍数の観点で考えた場合、短眠でも長生きは可能といえる。

週末の寝だめで睡眠不足は解消できない むしろ時差ボケを引き起こしてしまう

KEYWORD▽時差ボケ、寝坊は土曜だけにとどめる

知らず知らずに陥っている時差ボケが原因の週明け疲労

週末に寝だめをしても平日の睡眠不足を解消することはできない。むしろ、週明けにだるさが残るという事態を招いてしまう。睡眠時間がずれたことで、体は海外旅行で「時差ボケ」を起こしているときと同じ状態に陥っているのだ。「眠りに落ちた時刻」と「朝起きた時刻」の中間を「睡眠中央時刻」と呼ぶが、平日と休日の睡眠の間で生じるこの時刻の差が時差ボケにあたる。

たとえば、平日は24時に眠りに落ちて、朝6時に目覚めたとすれば、睡眠中央時刻は3時になる。一方、週末は夜更かしして深夜3時に眠り、翌日のお昼12時に起きれば、睡眠中央時刻は7時半で、平日から4時間半ずれてしまったことになる。すると、週明けの月曜日は、そのずれを抱えたまま出社することになり、なかなかエンジンがかからないとい

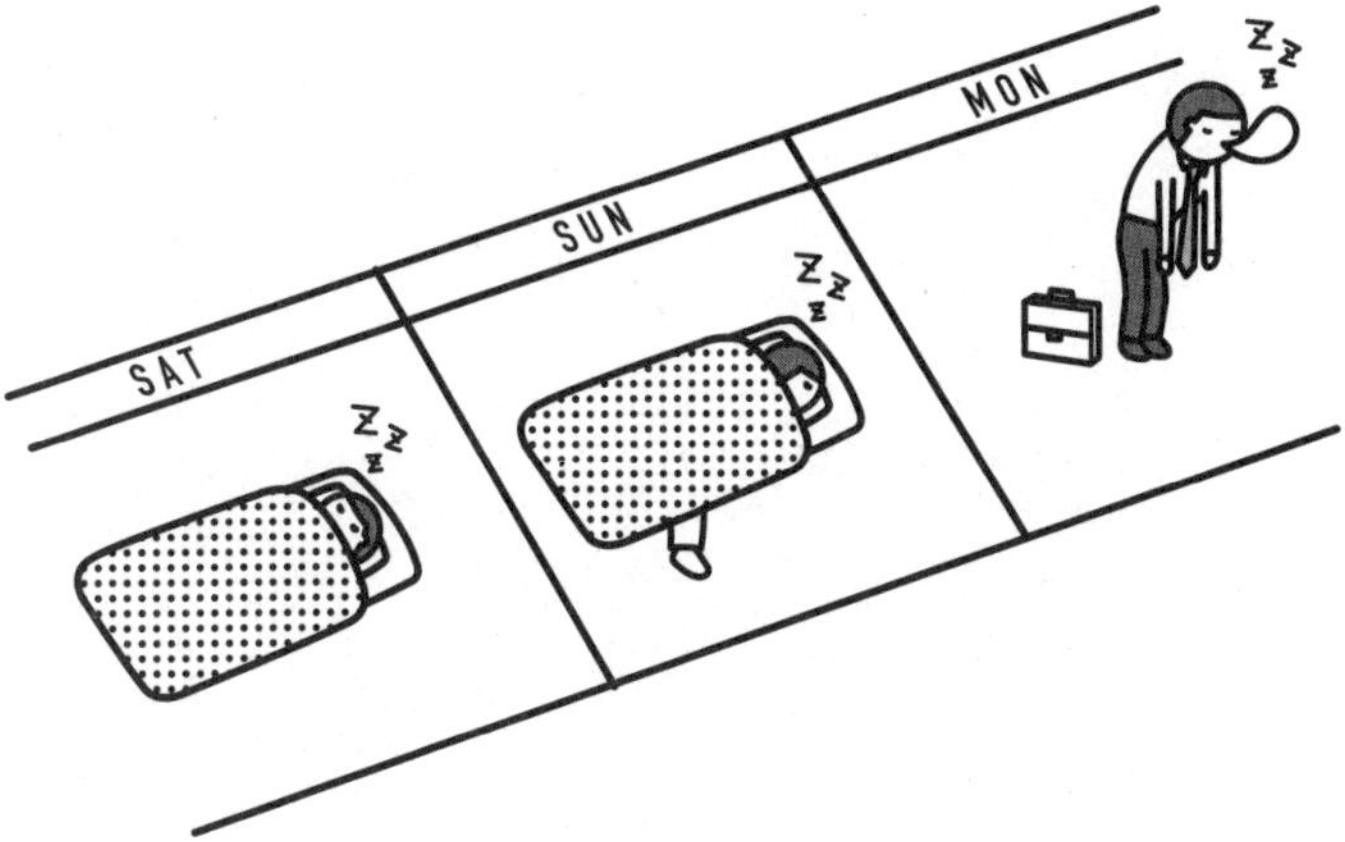

うことになるのだ。
土日が休みであれば、睡眠不足は土曜日に解消しよう。ただし、寝坊は2時間まで。日曜日は平日と同じ時間に起床し、できるだけいつもと変わらないタイムスケジュールですごすようにすること。そもそも睡眠をためることはできないと覚えておこう。

睡眠 知っ得MEMO

果たして人はどのくらいまで長く眠れるのか？

平均7.5時間睡眠の10人に好きなだけ寝てもらうという実験を行ったところ、初日と2日目の睡眠時間は13時間だったが、その後は徐々に減っていき3週間後には平均8.5時間で落ち着いた。人はそれほど長くは寝られないものだ。

睡眠の名言

睡眠は死からの負債である。
睡眠は生命を
維持するために、
死から借りるものである。

ドイツ・哲学者

アルトゥール・ショーペンハウアー

第5章

病気、事故、殺人事件も!?

本当に怖い!「睡眠障害」

睡眠障害と聞くと、疲れやすかったり物忘れが激しくなったりと日常生活にちょっと支障をきたしたというイメージだが、実は命にもかかわるほど大きなダメージを脳や体に残している。怖い実例をもとに睡眠障害の実態を知ろう。

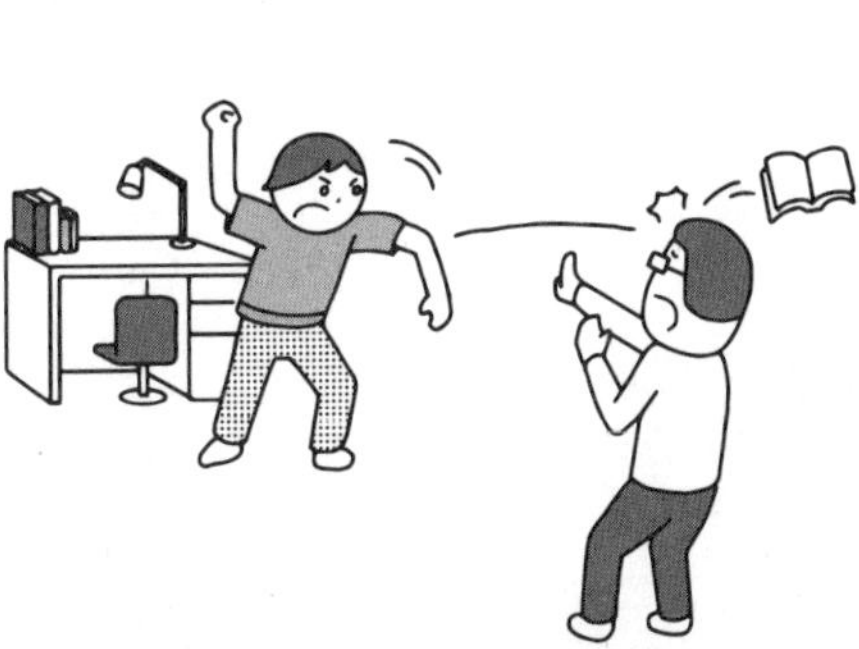

実は9人にひとりが不眠に悩んでいる！不眠症は今や深刻な現代病である

KEYWORD▽不眠症と睡眠不足は違う

放っておくと怖い不眠症 睡眠専門医での治療が必要

「不眠症」という言葉から、睡眠不足を連想する人もいるだろう。しかし、睡眠不足は寝ることはできるのに、あえて睡眠を取らないこと。一方の不眠症は、なんらかの障害により睡眠が妨げられている状態を指す。

不眠症は大きく2つのタイプに分類される。ひとつは、なかなか寝つけないという「入眠障害型」不眠症で、不眠を訴える人の中ではもっとも多い症状だ。もうひとつが、夜間に何度も目が覚めてしまう「睡眠維持障害型」不眠症である。どちらの型にしろ、日中の倦《けん》怠《たい》感、意欲や食欲低下などの不調が慢性的に出現することになる。適切な治療を施さなければ、こうした不調に加え、不眠に対する恐怖が生じ、不眠がさらに悪化するという悪循環に陥りかねない。

アメリカでは、9人にひとりが医学的な不

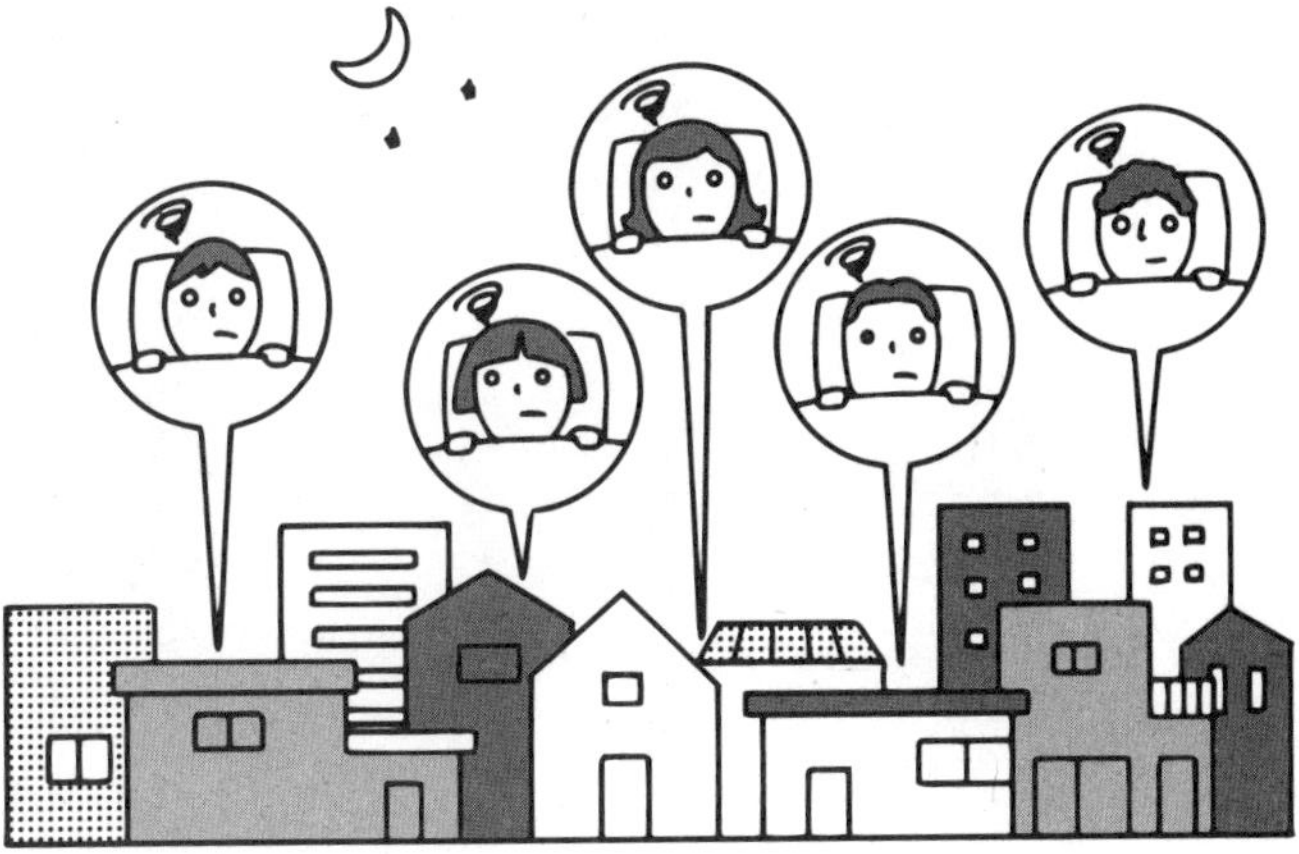

眠症と診断され、日本でも一般成人の約21％が不眠に悩み、約15％が日中の眠気を自覚しているという厚生労働省の調査結果がある。不眠症は深刻な現代病であるといえるだろう。なお、不眠症をはじめとした睡眠障害は、通常の医療機関ではなく、睡眠専門医で治療を受けることが必要である。

睡眠
知っ得MEMO

遺伝による不眠症は全体の半数もない外的要因が大

不眠症の原因のひとつに親から子への遺伝があげられるが、その割合は28～45％。半分以上は外的な要因で、中でもストレスが交感神経の過活動を引き起こし、脳が緊張状態に置かれることが大きな要因と考えられている。

原因不明の眠気が長く続くようなら、「特発性過眠症」の可能性がある

KEYWORD▽特発性過眠症

毎日10時間以上寝ていても眠気が取れないなら病気を疑おう

十分に睡眠を取っているはずなのに日中眠くなってしまう病気もある。そのひとつが「特発性過眠症」だ。「特発性」とは原因不明であることを意味し、特に思い当たることもないまま日中激しい眠気に襲われ、日常生活に支障をきたしてしまうのだ。

特発性過眠症を訴える人の睡眠状態を調べてみても、脳波にも自律神経系にも問題は見当たらず、覚醒システムも正常に働いている。原因が突き止められず、治療法も確立されていないため、覚醒を促すタイプの薬（精神刺激薬）を投薬するという対症療法に頼らざるを得ないというのが現状だ。10～20代で発症することが多いといわれ、夜間に10時間以上の長時間睡眠を伴う場合と、そうでない場合がある。いずれも目覚めたあと、覚醒した感じを得ることができない。

おもな「過眠症」の種類

突発性	反復性
● 青少年に多い ● 一生続く場合も ● 薬で眠気を覚ます	● 10代で発症。男性に多い ● 発症から1～2週間で改善 ● 薬で眠気を覚ます
ナルコレプシー	**睡眠時無呼吸症候群**
● 中学生くらいに発症。男性にやや多い ● 特に眠気が強い ● 昼間に眠気を軽くする薬、夜間にノンレム睡眠を抑える薬を服用	● 30代以降の男性に多い ● 夜間に眠れず、昼間に眠い ● 喉の脂肪を切り落とす。腫れた扁桃腺を切除する

原因不明とはいわれているが、生活習慣に問題がある人も少なからず含まれている。寝る直前まで飲酒をしていたりスマホを見ていたり、また睡眠時間が一定でないことも原因につながる場合がある。また、抗アレルギー薬など、眠気を起こす薬を服用していないかなども要チェックだ。

睡眠
知っ得MEMO

不規則な睡眠は概日リズム障害を引き起こす!?

人間の体には「体内時計」が備わり、24時間周期でリズムを刻んでいる。このリズムが短くなったり、後ろにずれたりすることで起こるのが「概日リズム障害」だ。シフト制の勤務など、睡眠時間が一定でない人に起こりやすい。

予測できないタイミングで突然眠りに落ちる「ナルコレプシー」

KEYWORD▽カタプレキシー、オレキシン不足

ナルコレプシーを引き起こす脳内物質「オレキシン」不足

「ナルコレプシー」は神経疾患のひとつで、10〜20歳で症状が現れることが多い。アメリカでは2〜4000人にひとり、日本では600人にひとりの割合で見られるという。

おもな症状は日中に強烈な眠気に襲われること。睡眠不足で起こる眠気と大きく違うのは、本人がそれと気づく間もなく瞬時に眠りに落ちること。話していたり、歩いていたりする最中でも突然寝てしまうこともある。さらに深刻な症状が、「カタプレキシー（情動脱力発作）」と呼ばれる発作だ。突然全身の筋力が失われたように脱力し、場合によってはその場に倒れ込んでしまう。また、感情がたかぶったときに脱力するのもカタプレキシーの特徴。ポジティブでもネガティブでも反応は同じで、楽しい話で大笑いしたときに突然倒れるように崩れ落ちてしまうこともあるのだ。

ナルコレプシーの特徴的な症状「カタプレキシー」

ナルコレプシーの特徴的な症状として、カタプレキシーと呼ばれる「驚いたり、激しく怒ったり、あるいはとてもおかしいときに、力が抜ける」という症状がある。力の抜け方は、手に持っているものを落としそうになる、または落としてしまう、顔の表情がなくなって筋肉が弛《し》緩《かん》してしまう、椅子に座っていても落ちそうになる、立っていられず座り込んでしまうなどさまざまなレベルがある。カタプレキシーのあるものを、「ナルコレプシー　タイプ1」、カタプレキシーのないものを「ナルコレプシー　タイプ2」と分類する。

ナルコレプシー　タイプ1　　**ナルコレプシー　タイプ2**

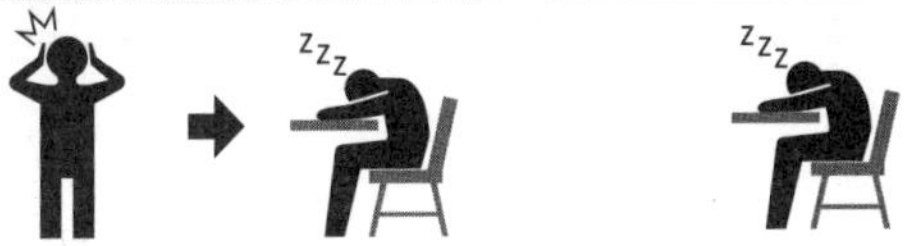

原因は「オレキシン」という脳内物質の不足といわれる。ナルコレプシー患者の場合、日中の覚醒状態を維持する働きを持つオレキシンが不足しているため、突然睡眠に入ったり覚醒したりを繰り返すことになる。なんらかの免疫異常が原因と考えられているが、そのメカニズムはまだ解明されていない。

睡眠
知っ得MEMO

睡眠中に起こる足のむずむずは実は病気だった！

おもに寝入りばなに足の裏やふくらはぎ、太ももなどに「虫が這っている」「正座をしたあと」のような不快感が生じるのが「むずむず脚症候群」だ。日本人の２〜４%に症状が見られ、加齢とともに悪化することが多いといわれる。

なんと8年以内に命を落とすリスク大 大きなイビキの危険を見逃してはいけない!

KEYWORD▽睡眠時無呼吸症候群、大きなイビキ

睡眠中に何度も呼吸が止まり 高血圧や糖尿病リスクを高める

睡眠中に何度も呼吸が止まるという、怖い睡眠障害が「睡眠時無呼吸症候群」だ。

126ページで解説したように、睡眠中は喉の筋肉がゆるむため舌が喉の奥へ下がり、気道が狭くなる。睡眠時無呼吸症候群は、狭くなった気道がさらに閉塞《へいそく》し、10秒以上呼吸が止まる無呼吸状態と大きなイビキを何度も繰り返す病気だ。重症化すれば1時間に60回近く呼吸が止まることもある。無呼吸状態になると、呼吸を取り戻すために交感神経が優位になり、なんと全力疾走しているときと同じくらいの興奮状態になるという。このとき脳内では覚醒系のシステムが働き、これを繰り返すことで睡眠の質が低下していく。

この病気の恐ろしいところは、十分な睡眠が取れないため日中のパフォーマンスが下がるだけではなく、睡眠中に交感神経が興奮す

こんな症状があったら「睡眠時無呼吸症候群」かも!?

- 日中の眠気で仕事に集中できない
- 居眠り運転を起こしそうになったことがある
- 起床時にスッキリ感がない
- 大きなイビキをかく
- 起床時に頭痛がある
- イビキが途中で止まる

ることで血管や心臓に負担がかかり、高血圧や糖尿病といった生活習慣病や、心筋梗塞など循環器系の病気を起こすリスクを高めてしまうことだ。重症化したまま放っておけば、約4割の人が8年以内に命を落とすともいわれている。家族から毎晩大きなイビキをかいていると指摘されている人は要注意だ。

睡眠 知っ得MEMO

肥満の欧米人は危険度が高いが日本人も油断禁物！

欧米では肥満の人に睡眠時無呼吸症候群が多いといわれる。脂肪が気道を圧迫することが原因だが、痩身の日本人も安心はできない。日本人を含めたアジア人は平たい顔のため、あごが小さくて気道が狭く閉塞しやすいからだ。

眠れないまま死に至る恐ろしい難病、「致死性家族性不眠症」とは？

KEYWORD ▽ 致死性家族性不眠症、プリオン病

異常なたんぱく質に眠りを妨げられわずか2年で死に至ることに

不眠症が心身に深刻な不調をきたすことは202ページで解説した通りだが、眠れないことが死を招くという恐ろしい病気がある。それが「致死性家族性不眠症」だ。

原因は「プリオン」と呼ばれる異常なたんぱく質が脳内の視床に蓄積し、完全に機能不全にしてしまうこと。視床にはいくつもの重要な役割があり、そのひとつに睡眠と覚醒のコントロールがあげられる。「プリオン蛋白《たんぱく》」によってこの視床の機能が奪われてしまうため、致死性家族性不眠症を発症すると、進行性の不眠にはじまり、やがて脳神経細胞が侵され、行動異常や認知症を引き起こす。

「プリオン蛋白」が視床に蓄積する原因は不明で、そのため予防法も症状を緩和するための方法も見つかっていない。発症すればほぼ死に至るとされ、アメリカでは致死性家族性

「致死性家族性不眠症」は３つの段階に分けられる

第１期

倦怠感、ふらつき、めまい、日常生活の活動性の低下、視覚異常、抑うつ傾向、物忘れ、失調症状などの非特異的症状など。

第２期

認知症が急速に顕著となり、言葉が出にくくなり、意思の疎通ができなくなって、ミオクローヌス（不随意運動のひとつ）が出現する。歩行は徐々に困難となり、やがて寝たきりとなる。神経学的所見では腱《けん》反射の亢進《こうしん》、病的反射の出現、小脳失調、ふらつき歩行、筋固縮、ジストニア、抵抗症、驚愕《きょうがく》反応などが認められる。

第３期

無動無言状態からさらに除皮質硬直や屈曲拘縮に進展する。感染症で１～２年程度で死亡する。

不眠症と診断された患者のほとんどが、10カ月以内に死に至ったというデータがある。日本でも約2年で死亡するケースが多いといわれている。かつて「ドキシサイクリン」という抗生物質に異常なプリオン蛋白の増殖を抑える働きがあることが発見され、現在、その試験が進められているところだ。遺伝性の難病といわれているが、家族に患者がいても必ずしも発症するわけではない。きわめてまれな病気で、日本では数家系での発症が報告されている。

「プリオン蛋白」が原因で脳内の神経細胞が壊れる病気の総称を「プリオン病」といい、致死性家族性不眠症もこれに含まれる。１９９０年代から２０００年にかけて世界的に問題になった「ＢＳＥ（牛海綿状脳症）」、いわゆる狂牛病もプリオン病のひとつである。

睡眠中に無意識のまま奇妙な行動を取り、なんと寝ながら殺人を犯した事例も！

KEYWORD▽ノンレムパラソムニア、睡眠時遊行症

夢遊病の人にまずすべきなのはケガをしないよう見守ること

睡眠中に寝言を言うのは、よくあることだが、覚醒しないまま、歩いたりものを食べたりしたら、それは睡眠障害が疑われる。ノンレム睡眠中に不完全に覚醒し、不自然な行動を取る病気を「ノンレムパラソムニア（睡眠随伴症）」といい、中でも起きあがって歩きまわることを「睡眠時遊行症」という。いわゆる「夢遊病」と呼ばれるものだ。昼間のストレスや興奮を伴う体験がきっかけで、深い眠りの最中に予期せぬ形で脳が部分的に覚醒することで起こるともいわれている。思考や感情を制御する前頭前野は眠っているため意識はないが、運動系や感覚系は働いているため、歩きながらものをよけたり、クローゼットの扉を開けたりすることもできるのだ。

夢遊病は眠りについてから1時間後くらいから起こることが多い。ムリに目を覚まさせ

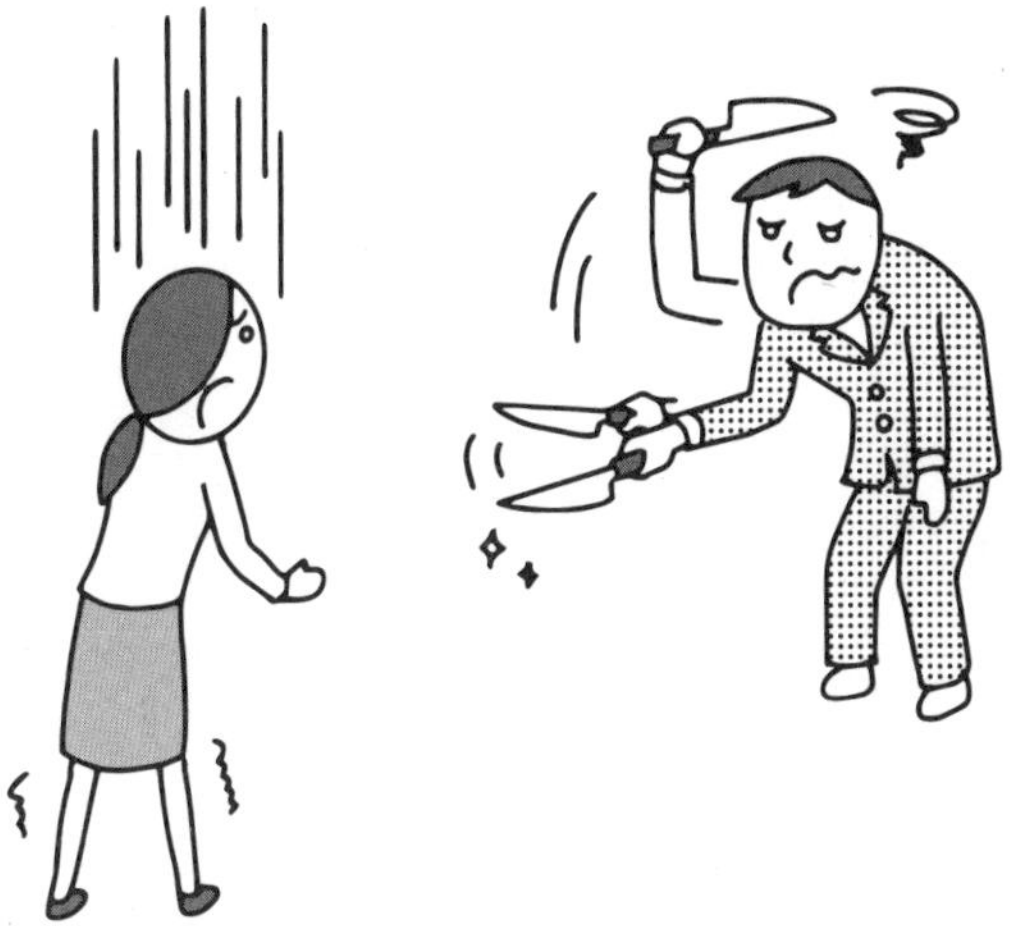

ようとすると、かえって興奮し反発してしまうので、家族など周囲の人はケガのないように注意し、再び眠りにつくまで見守ってあげよう。ただし、まれに危険な行動につながることもある。1987年、カナダのトロントで、夢遊病の男性が意識がないまま義父母を殺害したという悲惨な事件も起きている。

睡眠
知っ得MEMO

寝ながら冷蔵庫の食糧を取り出し、料理する事例もある

ノンレムパラソムニアの中で比較的多く見られるのは、ものを食べる「睡眠関連摂食障害」だ。冷蔵庫の中のものを食べたり、場合によっては調理したりする場合もある。しかし、当の本人は自分が調理したことをまったく覚えていない。

ある高校生が11日間眠らないことに挑戦その結果は果たしてどうなったか？

KEYWORD ▽ 眠らずにいれば疲労感、妄想、言語障害が出る

数日間眠らずにいることは身体的&精神的な障害を起こす

果たして人はどのくらい眠らずにいられるものなのか。1964年、アメリカでこの問いに挑んだ高校生がいた。当時17歳だったランディ・ガードナーはクリスマス休暇の自由研究として264時間、ちょうど11日間眠らずに起きていることに挑戦したのだ。

ランディは2日目からイライラしはじめ、集中力がなくなり、テレビを観ることもできなくなった。常にウロウロと歩きまわり、「調子が悪い」と口にするようになる。4日目には疲労感を訴えるとともに妄想が出はじめ、7日目になると震えや言語障害が確認された。長時間起きていると脳の機能が衰え、精神や運動機能に支障をきたしはじめたという。ランディに見られた疲労感、妄想、言語障害は明らかに脳の機能異常である。

264時間がすぎたところで、ランディの

「10日間ぶっ通しでDJプレイ」というギネス世界新記録

ナイジェリア、ラゴス出身のDJオビ・アジュオヌマが2016年6月22日から7月2日の「10日間（229時間）ぶっ通しでDJプレイ」の世界新記録を樹立。

ギネスが設定した下記の5つの条件をクリアし、2014年にポーランド出身のDJノーバート・セルマジュが樹立した200時間を29時間も上まわり新記録を更新したことになる。

1 1時間につき、5分の休憩は可
2 プレイ中は、常にフロアで誰かが踊っていること
3 1度プレイした曲は4時間プレイ禁止
4 曲を10秒以上止めてはいけない
5 医師による健康診断とマッサージは必須。睡眠不足を補うビタミン剤の服用も可

挑戦は終了。ようやく睡眠を取った彼は15時間眠り続け、その後、23時間起きて10時間半眠るという不規則な睡眠リズムを繰り返すことになった。2007年にはランディの挑戦に触発されたイギリス在住の男性がやはり264時間眠らないチャレンジをインターネットで生配信し、話題を呼んだ。

睡眠
知っ得MEMO

断眠は拷問の道具 人間は寝ずに過ごせるわけがない

ランディは11日間の眠らない生活に成功したが、これで人間は寝ずにすごせると証明されたわけではない。彼が挑戦をなし得た理由はまだ解明されてはおらず、断眠はナチスドイツなどで拷問の道具として用いられたほどだ。

死亡リスクはなんと4・6倍に！睡眠薬での眠りは脳と体に悪影響を与える

KEYWORD ▽ 睡眠薬は眠りの質を落とす

睡眠薬服用後の眠りには脳の記憶機能への重大な影響が！

　睡眠薬のリスクについて興味深い調査結果がある。アメリカ、ペンシルバニア大学の研究チームは実験動物に新しいことをさせ、その後、ひとつのグループには睡眠薬を、もう一方にはプラシーボ（薬理作用のない偽薬）を与え、その後、睡眠中に脳の働きを観察した。すると、プラシーボを投薬されたグループは記憶の定着に加え、新しい記憶のつながりを作ることに成功。しかし、睡眠薬を投与されたグループでは記憶は定着せず、最初の学習で作られた記憶のつながりの50％が失われた。つまり、睡眠薬を服用後の眠りでは、記憶の強化はおろか、新たな記憶を消去させてしまうことが判明したのだ。

　また、カリフォルニア大学サンディエゴ校のクリプケ医師の研究チームは睡眠薬の服用と死亡率の関係を調査した。2年半にわたり

睡眠薬による死亡リスク

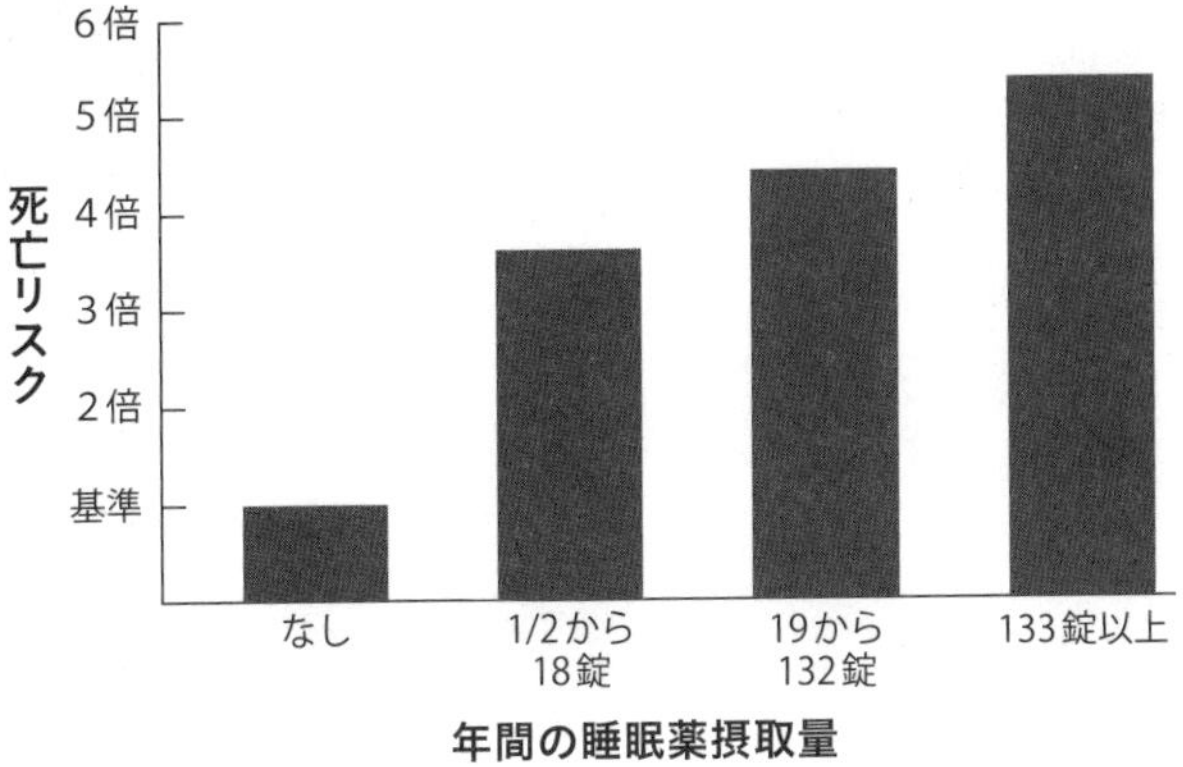

集積したデータを分析すると、睡眠薬を服用していた人はしていない人に比べ、死亡リスクは４・６倍になるという結果が出た。感染症の発症率が高いことも判明し、睡眠薬による眠りには自然な眠りのような免疫機能を高める効果は期待できないことが明らかになった。薬が眠りの質を落としてしまうのだ。

睡眠
知っ得MEMO

子どもへの睡眠薬は脳の発達に大きな影響を与える

現在、睡眠薬を処方されている患者の低年齢化が懸念されている。発達過程にある子どもの脳が新しい記憶のつながりを作るのは難しい作業だ。睡眠薬の影響が脳の発達を阻害しかねないため、投薬には大人以上の慎重さが必要だ。

自殺、いじめ、ドラッグ、ADHDの疑い！睡眠不足が子どもにもたらす深刻な影響

KEYWORD▽睡眠不足が子どもの問題行動を引き起こす

いじめなどの問題行動の陰に実は慢性的な睡眠不足があった

大人はもちろんだが、子どもにとっても睡眠不足は深刻な悪影響を及ぼす。思春期の子どもを対象にした調査で睡眠不足の子どもは自殺願望を持ち、実際に自殺を起こす確率が高いことが明らかになった。また、睡眠不足と暴力性には相関関係があると考えられ、さまざまな年代の子どもにおいて、いじめなどの問題行動とのつながりが指摘されている。また、極端なポジティブ感情に襲われることもあり、それが原因でスリルや快楽を求め、ドラッグやアルコール依存に陥る危険性がある。睡眠不足により、理性を司る前頭前皮質のコントロールが効かなくなることから、治療も困難とされる。

さらに、子どもの睡眠不足とＡＤＨＤ（注意欠如・多動症）との類似性も指摘されている。ＡＤＨＤのおもな症状に落ち着きがなく、

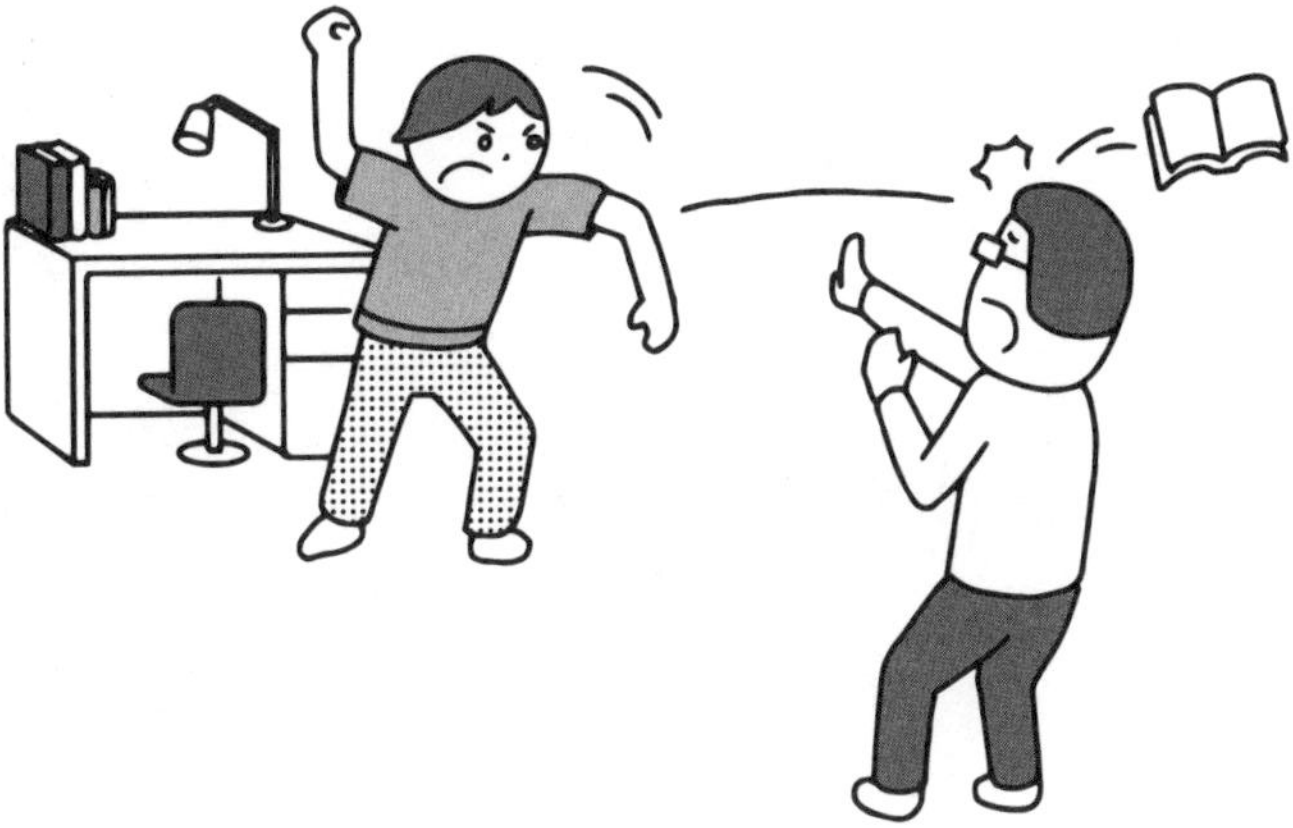

集中力が欠如していることなどがある。これらの症状は睡眠不足の症状と酷似しているため、医師が睡眠不足を疑わずに、ＡＤＨＤと診断をくだし、その薬を処方してしまうと、重大な薬害を招いてしまう危険性があるのだ。医師の慎重な診断が望まれると同時に、親は子どもの睡眠不足を軽視すべきではない。

睡眠
知っ得MEMO

発達段階でのレム睡眠不足は、自閉症を招く!?

自閉症と診断された乳幼児は睡眠パターンや睡眠量が健常児と異なっているとの研究報告がある。眠りや覚醒を促す力が弱くレム睡眠の長さが30〜50%短いことも判明。現在、レム睡眠と自閉症の関係に注目した研究が進んでいる。

チェルノブイリ原発事故の原因はなんと睡眠不足だった！

KEYWORD ▽ チェルノブイリ原子力発電所事故

深夜1時に起きた未曾有の大惨事が後世の私たちに伝えるものとは

1986年、旧ソ連のチェルノブイリ原子力発電所で起きた爆発事故は、福島第一原子力発電所の事故同様、もっとも深刻な事故に当たるレベル7とされた。放出された放射性物質の量は広島に投下された原爆の400倍にも相当し、その影響は遠く離れた日本にも及んだ。原発から半径30㎞圏内に住む10万人以上の住民は強制的に避難させられ、国連の調査報告によると、汚染された地域で将来発生するがんも含めると死者は4000人にのぼると試算されている。

この未曾有の事故を引き起こしたのが作業員の睡眠不足だったという、にわかには信じがたい報告もある。ムリな長時間労働を強いられたエンジニアの判断ミスが大規模な爆発事故につながったというのだ。事故が起きた時刻が深夜1時すぎということも決して偶然ではないはずだ。

事故から30年以上がすぎても廃炉の目処は立たず、原子力発電所ごと石棺で覆うという処置が取られている。ロシアは今後数百年にわたり、それを管理していくのだ。睡眠不足が取り返しのつかない大惨事を引き起こすことを、私たちは肝に銘じるべきだろう。

史上最悪の大事故「チェルノブイリ原発事故」

1986 年 4 月 26 日 1 時 23 分に当時のソビエト連邦、現在のウクライナで起こった原発事故が発生。この原発事故により、現在でも現場から 30km 圏内は居住禁止、486 もの村や町が消滅し、およそ 40 万人もの人が故郷を失い、被災者は現在までに 500 万人にまで及ぶともいわれている。
チェルノブイリ原発事故は世界に原子力の脅威を与えただけではなく、原子力とどう向き合っていくのかを考える重要なきっかけとなった事故でもある。

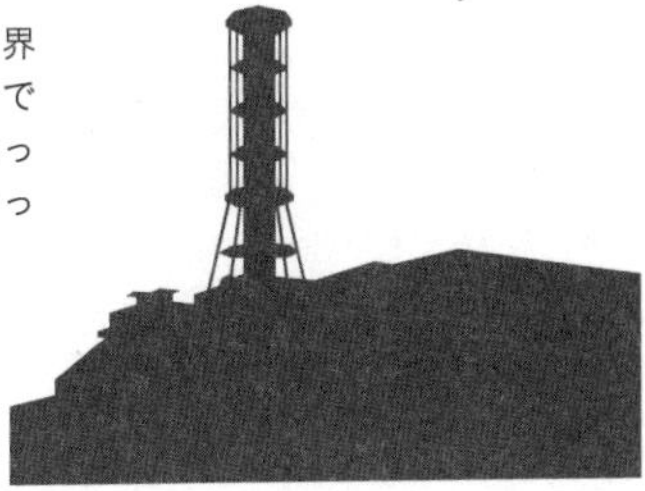

睡眠 知っ得MEMO

睡眠不足が原因の医療ミスが死因第３位に！

一説ではアメリカの研修医は30時間の連続勤務を強いられているという。これはきわめて危険な事態だ。実際、アメリカでは心臓発作、がんに次いで医療ミスが死因の第３位ともいわれている。激務に追われる医師こそ十分な睡眠を取るべきだ。

参考文献

『朝昼夕 3 つのことを心がければ OK！あなたの人生を変える睡眠の法則』
菅原洋平（自由国民社）

『1 万人を治療した睡眠の名医が教える誰でも簡単にぐっすり眠れるようになる方法』
白濱龍太郎（アスコム）

『驚くほど眠りの質がよくなる 睡眠メソッド 100』三橋美穂（かんき出版）

『大人の脳科学常識』トキオ・ナレッジ（宝島社）

『大人の免疫学常識』トキオ・ナレッジ（宝島社）

『最新の睡眠科学が証明する必ず眠れるとっておきの秘訣！』櫻井武（山と溪谷社）

『睡眠こそ最強の解決策である』マシュー・ウォーカー（SB クリエイティブ）

『睡眠の常識はウソだらけ』堀大輔（フォレスト出版）

『スタンフォード式 最高の睡眠』西野精治（サンマーク出版）

『世界の最新論文と 450 年企業経営者による実践でついにわかった最強の睡眠』
西川ユカコ（SB クリエイティブ）

『誰でも簡単に疲れない体が手に入る濃縮睡眠メソッド』松本美栄（かんき出版）

『Dr. クロワッサン 疲れがとれる！ 眠るコツ。』監修・梶本修身（マガジンハウス）

『寝ても寝ても疲れがとれない人のためのスッキリした朝に変わる睡眠の本』梶本修身
(PHP エディターズ・グループ)

『眠トレ！』三橋美穂（三笠書房）

『メンタルにいいこと超大全』トキオ・ナレッジ（宝島社）

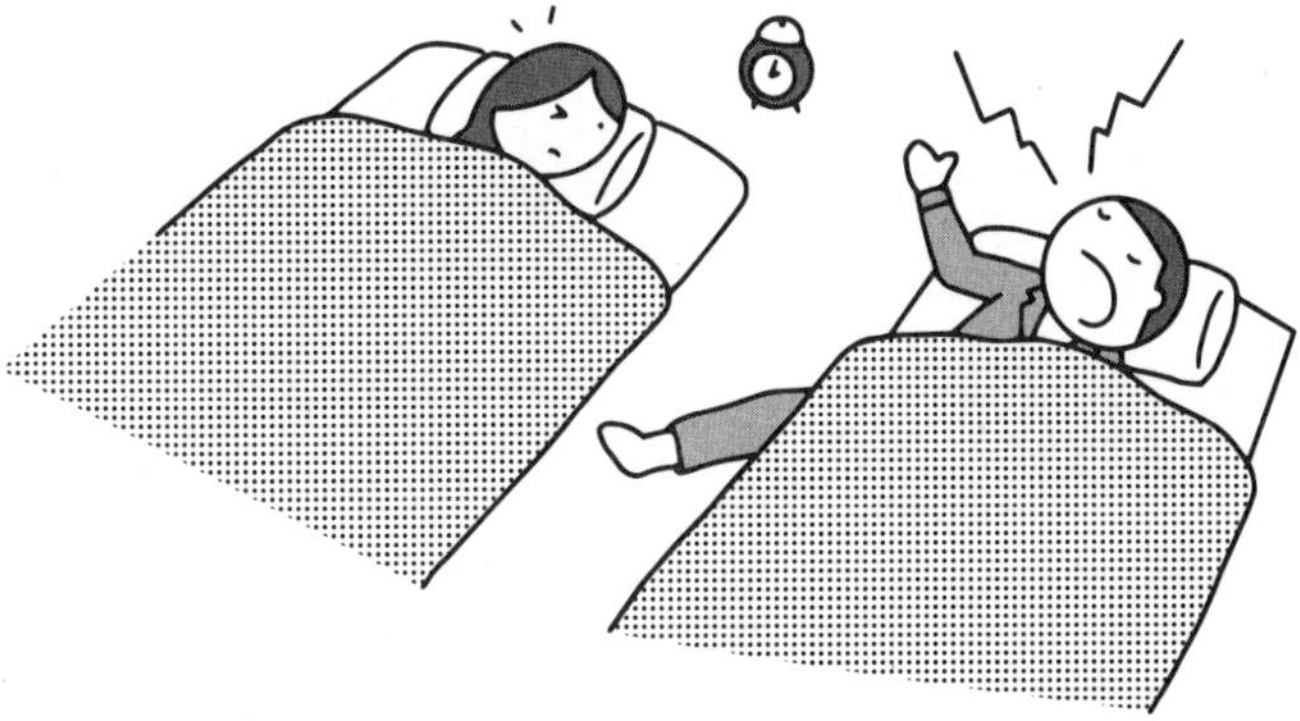

STAFF

編集	森本順子（株式会社G.B.）
デザイン	森田千秋（Q.Design）
本文DTP	G.B. Design House、くぬぎ太郎（TAROWORKS）
執筆協力	阿部えり
イラスト	大野文彰（大野デザイン事務所）

トキオ・ナレッジ

Tokio Knowledge

誰でも知っていることはよく知らないけれど、誰も知らないようなことには妙に詳しいクリエイティブ・ユニット。弁護士、放送作家、大手メーカー工場長、デザイナー、茶人、ライター、シンクタンクSE、イラストレーター、カメラマン、新聞記者、ノンキャリア官僚、フリーター、主夫らで構成される。著書に『正しいブスのほめ方 プレミアム』『ずっと信じていたあの知識、実はウソでした！』『メンタルにいいこと超大全』（ともに宝島社）など。

睡眠《すいみん》にいいこと超大全《ちょうたいぜん》

寝つきが悪い・起きられない・日中も眠い……
あらゆる悩みが1時間でスッキリ解消できる！

2021年5月31日　第1刷発行

著者　トキオ・ナレッジ
発行人　蓮見清一
発行所　株式会社宝島社
〒102-8388
東京都千代田区一番町25番地
営業　03-3234-4621
編集　03-3239-0928
https://tkj.jp
印刷・製本　サンケイ総合印刷株式会社

乱丁・落丁本はお取り替えいたします。

本書の無断転載・複製を禁じます。

©Tokio Knowledge 2021

Printed in Japan
ISBN978-4-299-01569-3